BEI GRIN MACHT SICH IHR WISSEN BEZAHLT

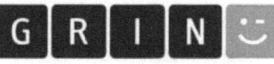

Bibliografische Information der Deutschen Nationalbibliothek:

Die Deutsche Bibliothek verzeichnet diese Publikation in der Deutschen National-
bibliografie; detaillierte bibliografische Daten sind im Internet über http://dnb.d-
nb.de/ abrufbar.

Impressum:

Copyright © 2018 GRIN Verlag
Druck und Bindung: Books on Demand GmbH, Norderstedt Germany
ISBN: 9783346117106

Dieses Buch bei GRIN:

https://www.grin.com/document/514977

Johannes Wiegand

Präventive Maßnahmen gegen kardiovaskuläre Erkrankungen. Wie wirksam ist eine mediterrane Ernährung?

GRIN Verlag

GRIN - Your knowledge has value

Der GRIN Verlag publiziert seit 1998 wissenschaftliche Arbeiten von Studenten, Hochschullehrern und anderen Akademikern als eBook und gedrucktes Buch. Die Verlagswebsite www.grin.com ist die ideale Plattform zur Veröffentlichung von Hausarbeiten, Abschlussarbeiten, wissenschaftlichen Aufsätzen, Dissertationen und Fachbüchern.

Besuchen Sie uns im Internet:

http://www.grin.com/

http://www.facebook.com/grincom

http://www.twitter.com/grin_com

Fachbereich Pflege und Gesundheit

Präventive Wirksamkeit einer mediterranen Ernährung auf kardiovaskuläre Erkrankungen

Im Studiengang:

Gesundheitsförderung

WS 2017/18

Fulda, 15.03.2018

Inhaltsverzeichnis

1 Einleitung

1.1 Hinführung zum Thema

Laut der World Health Organisation (WHO) sind kardiovaskuläre Erkrankungen (CVD) mit 17,5 Millionen der jährlich 56 Millionen Todesfällen, die häufigste Todesursache weltweit. Somit stirbt fast jeder dritte Mensch an einer kardiovaskulären Krankheit (Busch et al. 2017: 151). Alleine in Deutschland belaufen sich die Krankheitskosten für Herz-Kreislauf-Erkrankungen auf etwa 47 Milliarden Euro jährlich (Statistisches Bundesamt 2017). So sind kardiovaskuläre Erkrankungen die größte Belastung für das deutsche Gesundheitswesen.

Wesentliche Risikofaktoren, wie zum Beispiel Adipositas, Diabetes oder Hypertonie, die zur Entstehung von kardiovaskulären Erkrankungen beitragen, können jedoch vermieden werden. Diese können durch Verhaltensweisen, wie sportliche Aktivität, einem geringen Konsum von Alkohol, dem Verzicht auf Rauchen und dem Verzehr von gesunder Nahrung, vorgebeugt werden (Busch et al. 2017: 151).

Die AutorInnen möchten ihren Fokus auf die gesunde Ernährung, als einen der präventiven Hauptfaktoren, legen und deren Wirkung auf kardiovaskuläre Erkrankungen ausmachen. Laut den Leitlinien für die Prävention von Herz-Kreislauf-Erkrankungen (2016) gehören folgende zehn Bestandteile zu einer gesunden Ernährung: 1) wenig gesättigte (<10%) und dafür mehr ungesättigte Fettsäuren, 2) möglichst wenig Transfettsäuren (<1% der Gesamtenergieaufnahme), 3) wenig Salz (<5%), 4) ausreichend Ballaststoffe (30-45g), 5) viele Früchte (200g), 6) viel Obst (200g), 7) moderater Fischkonsum (1-2 mal wöchentlich), 8) Nüsse (30g), 9) möglichst wenig Alkohol, 10) wenig Zucker. Durch Einhaltung von acht der zehn Ernährungsregeln könnte die Anzahl an kardiovaskulär bedingten Todesfällen halbiert werden und das Erkrankungsrisiko erheblich gesenkt werden. Durch eine einprozentige Reduktion des Erkrankungsrisikos in der Bevölkerung könnten 25.000 Fälle von Herz-Kreislauf-Erkrankungen verhindert werden und in einem einzelnen Land in Europa für Ersparnisse von 40 Millionen Euro im Jahr führen (Deutsche Gesellschaft für Kardiologie 2016: 10). Nach der allgemeinen Definition (siehe 1.2 Begriffserklärung: 2) vereint die mediterrane Ernährung acht von den zehn empfohlenen Nahrungsbestandteilen. Welchen präventiven Effekt die mediterrane Ernährung auf kardiovaskuläre Erkrankungen nun explizit hat und wie stark dieser ist, wird in der vorliegenden Hausarbeit mit der folgenden Fragestellung erarbeitet: Welche Wirksamkeit hat eine mediterrane Ernährungsweise auf die Vorbeugung kardiovaskulärer Erkrankungen?

Diese Fragestellung wird mit dem PICOS-Schema präzisiert (siehe Tabelle 1: 2) und die Endpunkte werden der Bedeutsamkeit nach GRADE eingeordnet (siehe Anhang 1: 33).

Nach der kurzen Einführung in das Thema vorliegende Arbeit beschäftigt sich zunächst mit dem systematischen Review „Effects of the Mediterranean Diet on Cardiovascular Outcomes—A Systematic Review and Meta-Analysis" von Hillis et al. (2016), welches bezüglich des Inhaltes und der Ergebnisse dargestellt wird und mithilfe der AMSTAR- Bewertung (siehe Anhang 4: 37) auf Qualitätsmerkmale untersucht wird. Im zweiten Teil der Arbeit wird die Primärstudie „Primary Prevention of Cardiovascular Disease with a Mediterranean Diet" von Aros et al. (2013) vorgestellt und verschiedenen Bewertungskriterien aus Checklisten (siehe Anhang 7: 44) unterzogen. Schließlich wird die qualitative Studie „Barriers to adopting a Mediterranean diet in Northern European adults at high risk of developing cardiovascular disease" von Appleton et al. aus dem Jahr 2017 inhaltlich dargestellt, anhand passender Instrumente bewertet (siehe Anhang 9: 60) und die Ergebnisse vorgestellt. Zuletzt erfolgt eine Diskussion über die Konsequenzen der gewonnenen Erkenntnisse durch die drei Studien bezüglich der Bevölkerung und des Gesundheitswesens.

Tabelle 1: PICOS-Schema

PICOS -Schema: Konkretisierung der Fragestellung	
P – Population	Erwachsene über 40 Jahren
I - Intervention	mediterrane Ernährungsweise
C – Control	fettreduzierte Ernährungsweise
O – Outcome	Kardiovaskuläre Erkrankungen
S - Setting	Mediterrane Länder

Quelle: Eigene Darstellung

1.2 Begriffserklärung

Mediterrane Ernährung

Eine mediterrane Ernährungsweise wird charakterisiert durch einen hohen Verzehr an Gemüse, Obst, Fisch, Nüssen, Getreide und ungesättigten Fetten, wie Olivenöl. Auf den übermäßigen Verzehr von Milchprodukten, rotem Fleisch und Zucker wird verzichtet (Busch et al. 2017: 151).

Kardiovaskuläre Erkrankungen

Herz-Kreislauf-Erkrankungen sind eine Gruppe von Erkrankungen des Herzens und der Blutgefäße. Folgende Krankheitsbilder gehören dazu: die koronare Herzkrankheit (Erkrankung der Blutgefäße, die den Herzmuskel versorgen), die zerebrovaskuläre Erkrankung (Erkrankung der Blutgefäße, die das Gehirn versorgen), die periphere arterielle Verschlusskrankheit (Erkrankung der Blutgefäße, die Arme und Beine versorgen), die rheumatische Herzkrankheit (Schädigung des Herzmuskels und der Herzklappen durch rheumatisches Fieber, verursacht durch Streptokokkenbakterien), angeborene Herzfehler (Fehlbildungen der Herzstruktur bei der Geburt vorhanden), die tiefe Venenthrombose und Lungenembolie (Blutgerinnsel in den Beinvenen, die sich lösen und zum Herzen und zur Lunge wandern können).

Herzinfarkte und Schlaganfälle sind gewöhnlich akute Ereignisse und werden hauptsächlich durch eine Blockierung verursacht, die verhindert, dass Blut zum Herzen oder Gehirn fließt. Der häufigste Grund ist eine Ansammlung von Fettablagerungen an den Innenwänden der Blutgefäße. Schlaganfälle können durch Blutungen aus einem Blutgefäß im Gehirn oder durch Blutgerinnsel verursacht werden (WHO).

2 Systematische Übersichtsarbeit

Primary Prevention of Cardiovascular Disease with a Mediterranean Diet

Das Systematische Review von Hillis et al. aus dem Jahre 2016 mit dem Titel „Effects of the Mediterranean Diet on Cardiovascular Outcomes—A Systematic Review and Meta-Analysis" beschäftigt sich intensiv mit der Fragestellung, ob eine mediterrane Ernährungsweise einen Effekt auf kardiovaskuläre Erkrankungen hat.

Das Ziel und das Outcome wurden von den Autoren klar definiert. Mit insgesamt 10950 Teilnehmern aus 6 Studien (RCTs) bietet das systematische Review einen guten Überblick und ausreichenden Vergleich. Durch das Erscheinen im Jahr 2016 ist ein hoher Grad an Aktualität gewährleistet.

Anhand des Bewertungsbogens „A Measurement Tool for the Assessement of Multiple Systematic Reviews" (AMSTAR) wurde die Qualität des Reviews festgestellt. Bei den insgesamt elf Fragen, die der Bewertungsbogen beinhaltet sind elf Fragen mit positiver, keine Frage mit negativer, unklarer oder nicht zutreffende Angabe beantwortet worden. Dieses Ergebnis spricht für eine hohe Qualität des Reviews.

2.1 Inhaltlicher Überblick

Das Review besteht aus insgesamt sechs Studien mit einer Teilnehmeranzahl von insgesamt 10950 Probanden. 45 Studien wurden aufgrund einer irrelevanten Intervention oder eines unpassenden Outcomes exkludiert. In drei Studien wird der Effekt der mediterranen Ernährungsweise auf vaskuläre Erkrankungen und auf die Sterblichkeit untersucht. Bei einer umfangreichen Studie mit 1000 TeilnehmerInnen besteht die Unsicherheit über die Integrität der Daten. Nach dem Zusammenschluss aller Studien wird die Evidenz über die protektive Wirksamkeit bezüglich der kardiovaskulären Hauptereignisse festgehalten (Hillis et al. 2016: 1).

Die vorgenommene Literaturrecherche, die Datenextraktion und die Qualitätsbewertung wurden unabhängig von zwei AutorInnen durchgeführt, welche eine standardisierte Herangehensweise verwendeten. Alle gewählten RCTs beurteilen die Effekte einer mediterranen Ernährungsweise im Vergleich zu einer ,,Kontrollernährungsweise" bei Erwachsen, die diesbezüglich mindestens drei Monate lang untersucht wurden.

Bei den inkludierten Studien wird jeweils eine Teilnehmeranzahl zwischen 48 und 7447 ProbandInnen untersucht. Das Durchschnittsalter der TeilnehmerInnen beträgt dabei zwischen 41 und 67 Jahren. In allen Studien werden die TeilnehmerInnen einer Ernährungsberatung unterzogen, in zwei Studien erhielten die ProbandInnen zusätzlich Lebensmittel. Eine Studie beschäftigt sich nur mit Männern, eine weitere ausschließlich mit Frauen, und vier der Studien hatte beide Geschlechter als Teilnehmer. Drei der Studien beschäftigen sich mit Primärprävention, zwei Studien mit Sekundärprävention und die übrige Studie mit sowohl primärer, als auch sekundärer Prävention. Vier der sechs Studien führen eine verdeckte zufällige Zuweisung der PatientInnen auf die Gruppen durch. Es wird keine Doppelblindstudie durchgeführt. Es gibt drei Studien, die mit einer verblindeten Erhebung arbeiten (Hillis et al. 2016: 4).

2.2 Ergebnisse

Die Outcomes des Reviews lassen sich in vier Hauptgruppen unterteilen, in „wichtige kardiovaskuläre Ereignisse, in „tödliche Folgen", in „Ursachen-spezifische kardiovaskuläre Outcomes" und in „Effekte bezüglich anderer Outcomes und negativer Events". Die Ergebnisse aller vier Endpunkte werden im Folgenden aufgeführt.

Wichtige kardiovaskuläre Ereignisse: Von den sechs Studien zeigen drei Studien mit insgesamt 9052 TeilnehmerInnen und mit 447 Ereignissen einen positiven Zusammenhang zwischen mediterraner Ernährung und kardiovaskulärer Erkrankung auf. Dabei wird das Risiko auf das Auftreten eines wichtigen kardiovaskulären Ereignisses durch eine mediterrane Ernährungsweise im Vergleich zu einer „Kontrollernährungsweise" um 37% reduziert (RR 0.63, 95% KI: 0.53–0.75,p< 0.001). Das Ausschließen der Studie (n= 1000, 135 Events), bei der es Bedenken über die Integrität gab, wirkte sich nicht auf die Gesamtrichtung des Effekts aus (RR 0.69, 95% KI 0.55–0.86, p< 0.001).

Tödliche Folgen: Fünf Studien (mit insgesamt n= 10671) beinhalten Daten über die Gesamtmortalität (insgesamt 693 Todesfälle), davon berichten vier Studien (mit insgesamt n= 10623) von 315 Todesfällen durch kardiovaskuläre Erkrankungen. Im Vergleich zu den „Kontrollernährungsweisen" hatte die mediterrane Ernährung weder einen signifikanten Effekt auf die Gesamtmortalität (RR 1.00, 95% KI: 0.86–1.15, p =0.97), noch auf die kardiovaskuläre Mortalität (RR 0.90, 95% KI:0.72–1.11, p =0.32).

Ursachen-spezifische kardiovaskuläre Outcomes: Drei Studien berichten von 221 koronaren und von 167 zerebrovaskulären Ereignissen. Die mediterrane Ernährungsweise wird mit einem relativen Risiko von 0.65 (95% KI 0.50–0.85) für koronare Ereignisse und mit einem relativen Risiko von 0.65 (95% KI 0.48–0.88) für zerebrovaskuläre Events in Verbindung gebracht. Zwei

Studien (mit insgesamt n= 1605 und 56 Ereignissen) standen zur Verfügung, um den Effekt für Herzversagen mit einem relativen Risiko von 0.30 (95% KI: 0.17–0.56) einzuschätzen.

Effekte bezüglich anderer Outcomes und negativen Events: Eine Studie (n= 279) bezieht die gewonnene Lebensqualität mit ein. Anhand des „Problem Areas in Diabetes (PAID) self care summary scores" kann eine signifikante Verbesserung der Lebensqualität bei DiabetikerInnen durch die Mittelmeerdiät erreicht werden (p=0.005) (Hillis et al. 2016: 6).

Zusammenfassend ist erwähnen, dass die mediterrane Ernährungsweise sich auf die kardiovaskulären Ereignisse auswirkt.

2.3 Methodische Qualität

Anhand der AMSTAR Bewertung, einem standardisierten Messinstrument zur Feststellung der methodischen Qualität des Reviews (siehe Anhang 4: 37) wurden Gütekriterien des Reviews bestimmt. Eine A-priori Planung erfolgte, da vorab eine spezifische Fragestellung definiert (Hillis et al. 2016: 2) und ein genauer Untersuchungsgegenstand festgelegt wurde (Hillis et al. 2016: 3). Die Studienauswahl und die Datenextraktion wurde von zwei unabhängigen AutorInnen durchgeführt und die relevanten Ergebnisse vorgestellt. Eine umfassende Literaturrecherche erfolgte auf wissenschaftlich anerkannten Datenbanken, wie MEDLINE, EMBASE und der Cochrane Library, (Hillis et al. 2016: 2) bei welcher aus 4673 möglichen Artikeln, nach intensiver Filterung, die sechs adäquatesten Arbeiten ausgewählt wurden (Hills et al. 2016: 4). Einer der Einschlusskriterien auf der Webseite „clinicaltrails.gov" war nach als vervollständigt registrierten, noch nicht veröffentlichten Artikeln zu suchen (Hillis et al. 2016: 2). Insgesamt 45 Studien wurden exkludiert, weil in diesen unrelevante Outcomes behandelt wurden, die mediterrane Ernährung anders definiert war, als im eigenen Protokoll, oder es sich um Duplikate handelte (Hillis et al. 2016: 3f). In dem Review werden die inkludierten Studien charakterisiert anhand von: Der Art der jeweiligen Behandlung der Interventionsgruppen und der Kontrollgruppen, dem Setting, der Dauer der Untersuchungszeit, der Anzahl der ProbandInnen, dem Durchschnittsalters, dem Geschlecht, dem Outcome (Anzahl von: Koronaren Events, zerebrovaskulären Events, Todesfällen und gleichzeitig aufgetretenen verschiedener kardiovaskulärer Events) und daran, ob ein primär oder sekundärer Effekt untersucht werden soll (Hillis et al. 2016: 5). Die wissenschaftliche Qualität der eingeschlossenen Studien wurde übersichtlich in einer Tabelle dargestellt. Die Tabelle gibt Aufschluss darüber, ob eine Randomisierung, eine verdeckte Zuteilung, eine Verblindung der Teilnehmer und des Personals, eine blinde Bewertung des Outcomes oder eine Intention-to-treat-Analyse bei der jeweiligen Studie stattfand (Hillis et al. 2016: 6). Die wissenschaftliche Qualität wurde zusätzlich in der Formulierung der

Schlussfolgerung berücksichtigt, in der es heißt, dass die Interventionen der Studien als erfolgreich in Bezug auf die Risikoreduktion von kardiovaskulären Erkrankungen angesehen
werden können. Die Menge und Qualität der bestehenden Evidenz ist allerdings stark limitiert.
Es gibt noch viele offene Fragen bezüglich des Zusammenhangs zwischen mediterraner Ernährung und kardiovaskulären Outcomes zu klären und somit hohen Forschungsbedarf (Hillis
et al. 2016: 8). Des Weiteren kamen adäquate Methoden zum Einsatz um Ergebnisse der
Studien zusammenzufassen: Individuelle Relative Risikos und 95 % KIs wurden aus Ereigniszahlen berechnet, die aus jeder Studie extrahiert wurden. Bei der Berechnung der RRs wurde
die Gesamtzahl der ProbandInnen in jeder Gruppe als Nenner verwendet. Wenn keine Ereignisse in der Kontroll- oder Interventionsgruppe berichtet wurden, wurde 0.5 als Zähler verwendet. Eine Zusammenfassung der RRs wurde mit Hilfe eines ,,Random-Fixed-Effects-Mo-
dell" erhalten. Aufgrund der geringen Menge an eingeschlossenen Studien wurden Publikationsbias und prozentuale Anteile der Variabilität in Studien, die auf Heterogenität nicht zufällig
zurückzuführen waren, nicht bewertet. Ein zweiseitiger p-Wert von weniger als 0.05 wurde als
statistisch signifikant angesehen. Alle Analysen wurden mit STATA (Version 9.2) durchgeführt
(Hillis et al. 2016: 3). Bezogen auf dieses Review gab es keine Interessenkonflikte zwischen
den AutorInnen oder anderen (Hillis et al. 2016: 2).

3 Primäre Studie

3.1 Systematische Literaturrecherche

Die systematische Literaturrecherche nach der quantitativen Studie begann am 20.02.2018 auf den wissenschaftlichen Datenbanken PubMed, CINHAL und Embase. Ziel der Suche war es eine Studie ausfindig zu machen, welche die Thematik des Reviews aufgreift und im Weiteren spezifiziert. Der zentrale Fokus der Suche lag darauf, herauszufinden, welchen Effekt mediterrane Ernährung auf kardiovaskuläre Erkrankungen hat. Zunächst wurde der Suchbegriff „mediterranean diet" verwendet. Anschließend wurde ,,mediterranean diet" im Titel oder Abstrakt gesucht. Daraufhin wurde nach „cardiovascular diseases" und zusätzlich nach „cardiovascular diseases" in Titel und Abstrakt gesucht. Schließlich wurden die beiden Schlagwörter „mediterranean diet" und „cardiovascular diseases" verknüpft. Es erfolgte eine Eingrenzung der Studiensuche auf englische und deutsche Literatur. Weiterhin wurde das Erscheinungsdatum auf die letzten fünf Jahre eingegrenzt und der Bezug der Studie auf Menschen festgelegt. Wie im Flussdiagramm beschrieben (siehe Anhang 5: 41)., ergab die Recherche in den drei Datenbanken insgesamt 145 Ergebnisse, wovon 106 Studien im weiteren Verlauf aufgrund eines für die Forschungsfrage unpassenden Abstrakts oder Titels herausgefiltert wurden. Es folgte ein Volltextscreening der verbliebenen 39 Treffer, bei welchem 37 Studien aufgrund von unpassender Zielsetzung, Intervention, Outcomes oder wegen eines nicht verfügbaren Textes ausgeschlossen wurden Dabei wurde die Studie „Primary Prevention of Cardiovascular Disease with a Mediterranean Diet" von Aros et al. (2013) ausgewählt.

3.2 Begründung für identifizierte Studie

Die Studie wurde in Spanien durchgeführt und ist somit Bestandteil der OECD. Die wissenschaftliche Arbeit weist eine hohe methodische Güte auf, wie der im Anhang beigefügten Checkliste zu entnehmen ist (siehe Anhang 7: 44). Die Zielgruppe befindet sich im Alter zwischen 55 und 80, wobei ein ausgewogenes Verhältnis zwischen Männern (43%) und Frauen (57%) vorliegt. Mit insgesamt 7447 TeilnehmerInnen, welche in drei Gruppen unterteilt sind, ist es eine großangelegte und aussagekräftige Studie. Die eine Interventionsgruppe bekommt eine mediterrane Diät mit extra nativen Olivenöl vorgegeben, die andere bekommt eine mediterrane Ernährungsweise mit einer extra Menge an Nüssen vorgeschrieben. Diese beiden Gruppen werden mit der Kontrollgruppe verglichen, welche fettreduzierte Nahrung zu sich nimmt. Das Outcome der Studie sind kardiovaskuläre Erkrankungen. Die Zusammenhänge zwischen der Intervention und des Outcomes wird mit Fragebögen aufwendig erarbeitet. Ein weiterer, die Aussagekraft der Studie stärkender Punkt, ist die lange Durchführungszeit der Studie mit einer durchschnittlichen Untersuchungsdauer von 4.8 Jahren. Die beiden Interventionsgruppen und die Kontrollgruppe hielten die jeweiligen vorgeschriebenen Diäten ein. Dies wurde durch stichprobeartige Tests anhand von Biomarkern von den Wissenschaftlern überprüft. Die Studie stammt aus dem Jahre 2013, und zeigt somit die aktuelle Situation auf.

3.3 Allgemeine Information

Das RCT „Primary Prevention of Cardiovascular Disease with a Mediterranean Diet" wurde am 4. April 2013 in The New England Journal of Medicine in der 14. Ausgabe veröffentlicht. Es wurden PatientInnen, die unter einem kardiovaskulären Erkrankungsrisiko standen, aber zu Beginn der Studie noch keine Erkrankung vorwiesen, zufällig ausgewählt und zu einer der drei Gruppen zugeteilt. Ziel dieser Studie ist es herauszufinden, ob ein mediterraner Ernährungsstil einen primärpräventiven Effekt auf das Risiko an kardiovaskulären Krankheiten zu erleiden hat (Aros et al. 2013: 1279).

3.4 Charakteristika

Start der Studie war der 1. Oktober 2003. Aus 8713 geprüften KandidatInnen wurden 7447 ProbandInnen nach bestimmten Kriterien ausgewählt (siehe Tabelle 2: 10ff). Die TeilnehmerInnen wurden durch eine randomisierte Zahlensequenz mithilfe eines Computerprogrammes in eine der drei Gruppen eingeteilt. Die drei Diät-Gruppen wurden wie folgt konzipiert: die erste Gruppe mit einer mediterranen Ernährungsweise nimmt zusätzlich einen Liter Olivenöl pro Woche zu sich, die zweite Gruppe mit mediterraner Ernährungsweise nimmt zusätzlich 30 Gramm Nüsse täglich zu sich. Die Nüsse setzten sich zusammen aus 15 Gramm Walnüssen, 7.5 Gramm Haselnüssen, und 7.5 Gramm Mandeln. Die Kontrollgruppe hat einen fettreduzierten Ernährungsplan einzuhalten. Es gibt für TeilnehmerInnen weder Verweise auf eine Kalorienbegrenzung noch eine Aufforderung dazu, sich sportlich zu betätigen. Diese zwei Punkte fließen auch nicht mit in die Bewertung ein (Aros et al. 1280). Die durchschnittliche Untersuchungszeit liegt bei 4.8 Jahren.

Anfangs werden verschiedene Eigenschaften der ProbandInnen erfragt oder gemessen (siehe Tabelle 2: 10ff). Die die ProbandInnen werden zu Beginn und anschließend alle drei Monate mit einem individuellen oder gruppenspezifischen Ernährungstraining durch einen Ernährungsberater geschult. Bei jedem Treffen wird anhand des ,,14-Punkte-Diät-Screeners" mit Fragen über die Ernährung geprüft, ob die TeilnehmerInnen ihre jeweiligen Diäten einhalten und ob eine Änderung zum ursprünglichen Ernährungsstil vorliegt. Zusätzlich wurde eine jährliche Evaluation durchgeführt. Dazu gehören eine allgemeine medizinische Umfrage, der ,,Minnesota Freizeit-Bewegung Fragebogen" und eine Umfrage zum Lebensmittelkonsum, um die Energie- und Nahrungsaufnahme zu bestimmen. Zur Überprüfung, ob der Ernährungsplan eingehalten wird, wurden in den zwei mediterranen Gruppen zusätzlich Biomarker verwendet. Bei der Interventionsgruppe mit Nüssen ist es der Hydroxytyrosolspiegel im Urin und bei der Interventionsgruppe mit Olivenöl ist es der Alpha-Linolensäure Plasmaspiegel. Diese wurden stichprobenartig bei den ProbandInnen gemessen. In der Kontrollgruppe erhielten die TeilnehmerInnen in den ersten drei Jahren jährlich ein aktuelles Merkblatt über eine fettarme Diät. Zusätzlich wird die Ernährungsweise anhand von separaten neun Fragen überprüft. Die Studie behandelt primäre und sekundäre Outcomes (siehe Erläuterung dazu 3.5 Ergebnisse: 13). Es wurden insgesamt vier Quellen verwendet um Informationen zu diesen Endpunkten zu erhalten: persönlichen Kontakt mit den PatientInnen, Kontakt mit ÄrztInnen der Familien, eine jährliche Überprüfung der Patientenakten und die Befragung des Nationalen Todes-Verzeichnisses (Aros et al. 2013: 1281f).

Tabelle 2: Studiencharakteristika

Gruppen	Interventions-gruppe: Mediterrane Ernährung		Vergleichsgruppe	Alle Teilnehmer
	Mit extra nativem Olivenöl	Mit Nüssen		

Teilnehmende:

Einschlusskriterien

Probanden zwischen 55-80 Jahre alt mit mindestens drei Risikofaktoren (Bluthochdruck, ein sehr niedriger lipoproteinischer oder sehr niedriger lipoproteinischer Cholesterinspiegel, Übergewicht/Fettleibigkeit, Verwandte, die ein kardiovaskuläres Leiden aufweisen) oder Diabetes Mellitus Typ 2

Ausschlusskriterien

Kinder und Jugendliche; Aufweisen einer kardiovaskulären Erkrankung; weniger als drei Risiko-faktoren; kein Diabetes Mellitus Typ 2

eingeschlossen	n = 2543	n = 2454	n = 2450	n = 7447
ausgewertet	n = 2543	n = 2454	n = 4997	n = 7447
lost-to-follow up (%)	n = (4.9)		n = (11.3)	n = (7)
Baseline-Charakteristika				
Alter	67.0±6.2	66.7±6.1	67.3±6.3	67.0±6.3
Geschlecht (%))†				
Weiblich	58.7	54	59.7	4282
Männlich	41.3	46	40.3	3165
Herkunft oder ethische Gruppe (%))†				
Weiß, von Europa	97.1	97.4	96.9	97.1
Hispanio, von Zentral- oder Südamerika	1.4	1.2	1.6	1.4
Andere Herkunft	1.5	1.4	1.5	1.5
Rauchstatus (%)				
Noch nie geraucht	61.8	59.7	62.3	61.3
Früher Raucher	24.3	25.8	23.8	24.6
Momentan Raucher	13.9	14.5	13.8	42.2
Body-Mass-Index †‡				
Durchschnitt	29.9±3.7	29.7±3.8	30.2±4.0	29.9±4.3
<25 (%)	7.7	8.3	6.7	7.6
25-30 (%)	45.3	47.4	44.3	45.7
>30 (%)	47.0	44.3	49.0	46.8
Taillenumfang – cm	100±10	100±11	101±11	101±11
Taille-zu-Größe Verhältnis †§	0.63±0.06	0.63±0.06	0.63±0.07	0.63±0.07
Bluthochdruck (%) ¶	82.1	82.5	83.7	82.7
Diabetes Mellitus Typ 2 (%) †ll	50.4	46.6	48.5	48.5
Dyslipidämie (%)	71.6	73.3	72.0	72.3
CHD-erkrankte Verwandte (%) ††	22.7	21.7	22.9	22.4
Medication use (%)				
ACE-Hemmer	48.6	49.8	49.6	49.3
Diuretika †	21.0	19.4	22.9	21.1

Andere blutdrucksenkende Mittel	28.5	28.9	30.9	29.5
Statine	40.9	39.3	40.1	40.1
Andere lipidsenkende Mittel	4.8	5.9	5.1	5.3
Insulin	4.9	5.1	5.5	5.2
Oraleinzunehmende hypoglykämische Mittel	30.2	27.7	30.9	29.6
Thrombozyten-aggregations-hemmende Therapie	18.7	20.0	20.9	19.9
Hormonersatztherapie ‡‡	2.8	2.6	2.7	2.7
Anzahl der eingehaltenen MedDiet §§	8.7±2.0	8.7±2.0	8.4±2.1	8.6±2.2

† P<0.05 für Vergleiche zwischen den Gruppen.
‡ Der Body-Mass-Index ist das Gewicht in Kilogramm geteilt durch die Höhe zum Quadrat in Metern.
§ Das Taillen zur Größe Verhältnis (The waist-to-height ratio) ist der Taillenumfang geteilt durch die Größe.
¶ Hypertonie ist definiert als ein systolischer Blutdruck von über 140 mm Hg, einem diastolischen Blutdruck von über 90 mm Hg, oder dem Gebrauch einer Therapie gegen Hypertonie.
‖ Diabetes ist definiert mit einem Nüchternblutzuckerspiegel von über 126 mg pro Deziliter (7.0 mmol pro Liter) oder falls ein 2-stündiger Plasmaglucosespiegel von über 200 mg pro Deziliter (11 mmol pro Liter) während eines oralen 75g Glukosetoleranz-Tests vorhanden ist, oder falls Antidiabetika verwendet wird.
** Dyslipidämie ist definiert als ein Lipoprotein-Cholesterinspiegel mit einer niedrigen Dichte von mehr als 160 mg pro Deziliter (4.1 mmol pro Liter), ein Lipoprotein-Cholesterinspiegel mit einer hohen Dichte von unter 40 mg pro Deziliter (1.0 mmol pro Liter) bei Männern oder unter 50 mg pro Deziliter (1.3 mmol pro Liter) bei Frauen, oder die Verwendung von einer lipidsenkenden Therapie.
†† Eine Familiengeschichte, bei der schonmal eine koronare Herzkrankheit auftrat, ist definiert als eine Diagnose über eine solche Erkrankung bei einem männlichen Verwandten ersten Grades, der jünger als 55 Jahre ist, oder bei einer weiblichen Verwandten ersten Grades, die jünger als 65 Jahre ist, besteht.
‡‡ Die Werte für eine Hormonersatztherapie gelten nur für Frauen.
§§ Die Punktzahl für die Einhaltung der mediterranen Diät basiert auf der 14-Punkte-Diät-Screener Eine Punktzahl von 0 bedeutet eine minimale Einhaltung, eine Punktzahl von 14 bedeutet eine maximale Einhaltung)

Quelle: Eigene Darstellung in Anlehnung an Aros et al. 2013

3.5 Ergebnisse

Die Studie behandelt kardiovaskuläre Ereignisse als Outcomes. Es wird zwischen primären und sekundären Outcomes unterschieden. Das primäre Outcome der Studie setzt sich aus folgenden Krankheiten zusammen: Schlaganfall, Herzinfarkt und Tod aufgrund von kardiovaskulärer Erkrankung. Das sekundäre Outcome besteht aus: Schlaganfall, Herzinfarkt, Tod aufgrund von kardiovaskulärer Erkrankung und Tod aufgrund einer anderen Ursache (Aros et al. 2013: 1281). Die TeilnehmerInnen der drei Gruppen wurden zusätzlich in Untergruppen, nach bestimmten Merkmalen, eingeordnet. Anschließend wurde beobachtet, bei welchen Untergruppen innerhalb der drei Hauptgruppen am häufigsten primäre Endpunkte auftreten (Aros et al. 2013: 1287). Bei allen Untergruppen der drei Hauptgruppen kam es zu einer ähnlichen Reduktion des Risikos zu erkranken (Aros et al. 2013: 1285).

Insgesamt traten 288-mal primäre Outcome-Ereignisse auf. Bei der Interventionsgruppe mit dem extra-nativem Olivenöl traten 96 primäre Ereignisse, also bei 3.8% der 2543 ProbandInnen auf. Die Rohe Inzidenzrate liegt bei 8.1 pro 1000 Personen im Jahr (95% KI: 6.6-9.9 pro 1000 Personen). Das unangepasste Hazard Ratio beträgt 0.70 (95% KI: 0.53-0.91) im Vergleich zu der Kontrollstudie.

Die Interventionsgruppe mit der zusätzlichen Einnahme von Nüssen, wies 83 primäre Ereignisse bei einer Gesamtteilnehmerzahl von 2454 ProbandInnen auf. Also waren 3.4% der Teilnehmerzahl dieser Gruppe betroffen. Die Rohe Inzidenzrate beträgt 8.0 bei 1000 Personen pro Jahr (95% KI: 6.4-9.9). Das unangepasste Hazard Rato liegt bei 0.70 (95% KI: 0.53-0.94) im Vergleich zur Kontrollgruppe.

Bei der Kontrollgruppe traten 109 primäre Ereignisse auf, also insgesamt bei 4.4 % der 2450 ProbandInnen. Die Rohe Inzidenzrate pro 1000 Personen pro Jahr beträgt 11.2 (95% KI: 9.2-13.5). Das Liklihood-Ratio zeigt eine Wahrscheinlichkeit von P=0.015 auf und zeigt den Gesamteffekt der Intervention auf. Bezogen auf die Komponenten des primären Outcomes erreicht nur der Vergleich des Schlaganfallrisikos eine statistische Signifikanz. Bezogen auf die Endpunkte gingen kurz nach Beginn der Studie die Kurven der Interventionsgruppe und die Kurve der Kontrollgruppe auseinander: Höhere Inzidenz von Endpunkten bei der Kontrollstudie. Bezogen auf die Gesamtmortalität gab es keinen Effekt (Aros et al. 2013: 1285).

Sekundäre Outcome-Ereignisse traten insgesamt 680-mal auf. Bei der Interventionsgruppe mit dem extra-nativem Olivenöl traten insgesamt 49 Schlaganfälle auf. Die Rohe Inzidenzrate lässt sich beziffern auf 4.1 pro 1000 Personen im Jahr (95% KI: 3.1-5.5). Das unangepasste Hazard Ratio beträgt 0.67 (95% KI: 0.46-0.98) im Vergleich zu der Kontrollstudie. Insgesamt

37 Herzinfarkte traten mit einer rohen Inzidenzrate von 3.1 (95% KI: 2.2-4.3). Das unangepasste Hazard Ratio beträgt hier 0.80 (95% KI: 0.51-1.26) im Vergleich zu der Kontrollstudie. Zudem kam es zu 26 Toden durch kardiovaskuläre Erkrankungen mit einer rohen Inzidenzrate von 2.2 pro 1000 Personen im Jahr (95% KI: 1.4-3.2). Das unangepasste Hazard Ratio beträgt hier 0.69 (95% KI: 0.41-1.16) im Vergleich zu der Kontrollstudie. Zusätzlich kam es zu 118 Toden durch andere Ursachen mit einer rohen Inzidenzrate von 10.0 (95% KI: 8.2-11.9). Das unangepasste Hazard Ratio beträgt hier 0.82 (95% KI: 0.64-1.07) im Vergleich zu der Kontrollstudie.

Bei der Interventionsgruppe mit der zusätzlichen Einnahme von Nüssen traten insgesamt 32 Schlaganfälle auf. Die Rohe Inzidenzrate liegt bei 3.1 pro 1000 Personen im Jahr (95% KI: 2.1-4.4). Das unangepasste Hazard Ratio beträgt 0.54 (95% KI: 0.35-0.84) im Vergleich zu der Kontrollstudie. Herzinfarkte traten 31-mal und mit einer rohen Inzidenzrate von 3.0 (95% KI: 2.0-4.2) auf. Das unangepasste Hazard Ratio beträgt 0.74 (95% KI: 0.46-1.19) im Vergleich zu der Kontrollstudie. Tode durch kardiovaskuläre Erkrankungen traten 31-mal und mit einer rohen Inzidenzrate von 3.0 (95% KI: 2.0-4.2) auf. Das unangepasste Hazard Ratio beträgt 1.01 (95% KI: 0.61-1.66) im Vergleich zu der Kontrollstudie. Tode durch andere Ursachen traten 116-mal und mit einer rohen Inzidenzrate von 11.2 (95% KI: 9.3-13.4) auf. Das unangepasste Hazard Ratio beträgt 0.97 (95% KI: 0.74-1.26) im Vergleich zu der Kontrollstudie.

Bei der Kontrollgruppe traten insgesamt 58 Schlaganfälle mit einer rohen Inzidenzrate von 5.9 (95% KI: 4.5-7.7), 38 Herzinfarkte mit einer rohen Inzidenzrate von 3.9 (95% KI: 2.8-5.3), 30 Tode durch kardiovaskuläre Erkrankungen mit einer rohen Inzidenzrate von 3.1 (95% KI: 2.1-4.4) und 114 Tode durch andere Ursachen mit einer rohen Inzidenzrate von 11.7 (9.6-14.0) auf (Aros et al. 2013: 1284).

Tabelle 3: Ergebniszusammenfassung

Endpunkt	Mediterrane Ernährung mit Olivenöl (N= 2543)	Mediterrane Ernährung mit Nüssen (N=2454)	Kontroll-Gruppe (Fett-reduzierte Er-nährung) (N=2450)	P-Wert Mediterrane Ernährung mit Olivenöl vs Kontroll-gruppe	P-Wert Mediterrane Ernährung mit Nüssen Vs Kontroll-gruppe
Nachunter-suchungen	*11.852*	*10.365*	*9763*		

Primärer Endpunkt					
Anzahl der Ereignisse	96	83	109		
Crude-Rate pro 1000 Personen (95 % CI)	8.1 (6.6-9.9)	8.0 (6.4-9.9)	11.2 (9.2-13.5)	0.009	0.02
Sekundärer Endpunkt					
Schlaganfall					
Anzahl der Ereignisse	49	32	58		
Crude-Rate pro 1000 Personen (95 % CI)	4.1 (3.1-5.5)	3.1 (2.1-4.4)	5.9 (4.5-7.7)	0.03	0.003
Herzinfarkt					
Anzahl der Ereignisse	37	31	38		
Crude-Rate pro 1000 Personen (95 % CI)	3.1 (2.2-4.3)	3.0 (2.0-4.2)	3.9 (2.8- 5.3)	0.31	0,25
Tod durch kardiovaskuläre Erkrankungen					
Anzahl der Ereignisse	26	31	30		
Crude-Rate pro 1000 Personen (95 % CI)	2.2 (1.4-3.2)	3.0 (2.0-4.2)	30 (2.1-4.4)	0.15	0.85
Tod durch andere Ursachen					
Anzahl der Ereignisse	118	116	114		
Crude-Rate pro 1000 Personen (95 % CI)	10.0 (8.2-11.9)	11.2 (9.3-13.4)	11.7 (9.6-14.0)	0.11	0.68
Risikorate für jede mediterrane Ernährung vs Kontroll (95 % CI)					
Primärer Endpunkt					

Unverändert	0.70	0,70	1.00 (ref)	0.0009	0.02
Multivariable Veränderung	0.69	0,72	1.00 (ref)	0.008	0.03
Multivariable Veränderung	0.70	0,72	1.00 (ref)	0.01	0.03
Sekundärer Endpunkt					
Schlaganfall	0.67	0,54	1.00 (ref)	0.04	0.006
Myokardin-farkt	0.80	0.074	1.00 (ref)	0.34	0.22
Tod durch kardiovaskuläre Erkrankungen	0.69	1.01	1.00 (ref)	0.17	0.98
Tod durch andere Gründe	0.82	0.97	1.00 (ref)	0.15	0.82

Quelle: Eigene Darstellung in Anlehnung an Aros et al. 2013

3.6 Methodische Qualität

Im Folgenden wird die Studie auf methodische Qualität geprüft (siehe dazu auch Tabelle 4: 19) und nach Fehlerquellen untersucht. Bei den Bias werden vier Haupttypen von Fehlerquellen unterschieden. Die Selektionsbias, die Behandlungsbias, die Beobachtungsbias und die Verlustbias. Anschließend wird die interne Validität erschlossen.

Bei Selektionsbias entsteht eine Verzerrung des Outcomes durch eine ungewollte Selektion der ProbandInnen schon bei Studienbeginn. Dies würde eintreten, wenn die Zuteilung der ProbandInnen nicht zufällig und verdeckt, sondern durch bestimmte Eigenschaften der ProbandInnen beeinflusst wird. Somit wäre die Folge, dass sich in einer der drei Interventionsgruppen mehr Personen mit einem erhöhten Risiko auf kardiovaskuläre Erkrankungen befinden, als in den anderen. Da ein Computerprogramm die TeilnehmerInnen in eine der drei Gruppen mithilfe einer randomisierten Zufallszahlentabelle aufteilte (Arós et al. 2013: 1280) und zusätzlich Sensitivitätsanalysen durchgeführt wurden, kann hier ein Selektionsbias weitgehend ausgeschlossen werden (Arós et al. 2013: 1282).

Ein Behandlungsbias treten dann auf, wenn eine Patientengruppe eine bessere und intensivere medizinische Versorgung erhält, als die andere. Die beiden Gruppen mit mediterranen Ernährung erhielten zwar bei Beginn der Studie bessere Beratung und Unterstützung als die Kontrollgruppe, doch dieser Mangel wurde im Laufe des Projekts bewusst vermieden. Im weiteren Verlauf der Studie waren die TeilnehmerInnen der Kontrollgruppe eingeladen bei den Gruppenberatungen der Mediterran-Ernährenden teilzuhaben. Somit wurde die zunächst noch vorhandene Behandlungsbias zumindest für den weiteren Verlauf der Studie aufgehoben. Jedoch kann durch die individuellen und gruppenspezifischen Beratungen eine Verzerrung bezüglich der Behandlung nicht ausgeschlossen werden (Arós et al. 2013: 1280).

Zu Beobachtungsbias kommt es, wenn eine Patientengruppe intensiver untersucht wird, als die anderen, vor allem auch hinsichtlich des Outcomes. Da alle drei Gruppen, die Interventionsgruppen und die Kontrollgruppe gleichermaßen mit den denselben Fragenkatalogen befragt, kontrolliert und auch hinsichtlich des Outcomes mit gleicher Intensität untersucht wurden, ist eine Verzerrung weitgehend auszuschließen. Nur die Kontrolle bezüglich der Einhaltung der Diäten auf Grundlage von Biomarkern ist ungleich, da im Gegenteil zu den zwei Interventionsgruppen, für die Kontrollgruppe keine Biomarker verwendet wurden (Arós et al. 2013: 1280f).

Verlustbias treten durch vermehrtes Ausscheiden der PatientInnen aus der Studie, oder Ablehnung der Intervention auf. Bei einer Anfangszahl von 7447 im Jahr 2003, schieden bis zum Jahr 2010 523 (7%) TeilnehmerInnen aus. Dies führt zu einer spürbaren Verzerrung. Jedoch wird dieser mit Hilfe der „intention-to-treat-Analyse"(ITT-Analyse), die durch zwei unabhängige AutorInnen durchgeführt wurde, entgegengewirkt (Arós et al. 2013: 1282f).

Die Verteilung der ProbandInnen auf eine der drei Hauptgruppen erfolgte mit Hilfe eines Computerprogrammes randomisiert im Verhältnis 1:1:1. Somit war die Zuteilung nicht vorhersehbar oder beeinflussbar (Arós et al. 2013: 1279). Es liegt keine Verblindung der TeilnehmerInnen oder der StudienbegleiterInnen vor. Wichtige Eigenschaften und Verhaltensweisen der ProbandenInnen wurden gemessen und mittels standardisierten Fragebögen festgehalten (Arós et al. 2013: 1281). Dadurch wurde gewährleistet alle Teilnehmenden auch in Untergruppen vergleichen zu können. Durch die ITT-Analyse wurden alle Daten des Probandenkreises, einschließlich der bis zum Jahr 2010 weggefallenen 523 (7%)TeilnehmerInnen, berücksichtigt (Arós et al. 2013: 1282). Die Kontrollgruppe war mit 11.3 % stärker von den Verlusten betroffen, als die mediterranen Gruppen mit 4.9 % (Arós et al. 2013: 1283).

Aus der Zufuhr mediterraner Nahrung mit zusätzlicher Supplementierung von Olivenöl oder Nüssen resultiert eine Reduzierung des absoluten Risikos um drei primäre Ereignisse pro 1000 Personen pro Jahr, also eine Verminderung des relativen Risikos um circa 30 % bei Menschen, die unter einem hohen Risiko stehen, jedoch noch keine kardiovaskulären Erkrankungen aufweisen. Somit wirkt sich eine mediterrane Ernährung positiv auf das kardiovaskuläre Erkrankungsrisiko aus (Arós et al. 2013: 1286).

Tabelle 4: Bias

Studie	Randomisierung/ Concealment	Verblindung	Fallzahlplanung adäquat	Beschreibung Dropouts adäquat	ITT-Analyse adäquat	Biaspotenzial
Aros et al. 2013	Ja	nein	Ja	Ja	ja	Hoch
	Randomisierte Zuteilung der Teilnehmer im 1:1:1 Verhältnis zu einer der drei Gruppen mittels computergenerierten zufälligen Nummersequenzen	Im Text wurde nichts über eine Verblindung berichtet	9000 Teilnehmer ursprünglich geplant 2008 neu kalkuliert auf 7400	Bis 2010: 523 (7%) der TeilnehmerInnen ausgeschieden 4.9% aus mediterranen Gruppen 11.3% aus der Kontrollgruppe Ausgeschiedene waren jünger, mit einem höheren BMI und größere Taillie-zur-Größe Verhältnis und einem geringeren MDS (Mediterranean Diet Score)	Teilnehmerverluste wurden analysiert Alle Daten wurden in der Analyse mit einbezogen	Behandlungsbias vorerst weniger Betreuung der Kontrollgruppe; ab 2006 korrigiert Beobachtungsbias Nur für mediterrane Gruppen wurden Biomarker verwendet Verlustbias 7% der TeilnehmerInnen sind ausgeschieden. Jedoch Daten durch ITT-Analyse kompensiert

Quelle: Eigene Darstellung

3.7 Diskussion

Ein wesentlicher Kritikpunkt des Cochrane-Reviews und der Primärstudie ist die mangelnde Berücksichtigung anderer Einflussfaktoren auf kardiovaskuläre Erkrankungen. Es wird ausschließlich die Ernährung in das Ergebnis mit einbezogen. Andere Risikofaktoren, wie mangelnde sportliche Aktivität und psychische Belastungen, werden außer Acht gelassen, obwohl diese ebenfalls eine starke Auswirkung auf das Outcome haben. Der Einfluss jedes einzelnen Faktors sollte beachtet werden und in Beziehung mit den Übrigen gesehen werden. Somit stellt sich hier die Frage nach dem Effekt von einer mediterranen Ernährungsweise im Zusammenhang mit anderen wichtigen Einflussfaktoren auf kardiovaskuläre Erkrankung.

Da die Zielgruppe in den Studien genau definiert wird und nur PatientInnen ab 40 Jahren mit in der Untersuchung aufgenommen werden, entsteht zudem die Fragestellung: Wie wirkt sich mediterrane Ernährung auf eine junge Population aus? Welche primärpräventive Wirksamkeit hat eine mediterrane Ernährungsweise auf Kinder und Jugendliche in Bezug auf ihr zukünftiges kardiovaskuläres Erkrankungsrisiko? Auch werden keinerlei Zusammenhänge zwischen der sozialen Herkunft und dem Outcome geklärt. Deshalb stellt sich die Frage: Existiert ein Zusammenhang zwischen dem sozioökonomischen Status, der mediterranen Ernährungsweise und den kardiovaskulären Krankheiten? Zudem kommt in dem behandelten RCT und dem Review die Frage auf: Weshalb eignen sich viele Menschen, trotz des Wissens über ihr hohes Risiko an kardiovaskulären Krankheiten zu erleiden, keinen mediterranen Ernährungsstil an, um das Risiko auf eine Herz-Kreislauf-Erkrankung vorzubeugen?

4 Qualitative Studie

4.1 Inhaltsangabe

In der qualitativen Studie „Barriers to adopting a Mediterranean diet in Northern European adults at high risk of developing cardiovascular disease" von Appleton et al. aus dem Jahr 2017 untersuchen die ForscherInnen bei Personen unter einem hohen kardiovaskulären Erkrankungsrisiko, welche Barrieren es hinsichtlich der Ernährungsumstellung hin zu einer mediterranen Ernährung gibt. Der Probandenkreis besteht aus 67 in Nordeuropa lebenden Personen mit einem Durchschnittsalter von 64 Jahren, welche in zwölf Gruppen unterteilt werden und mit Hilfe von geeigneten Datenerhebungsmethoden untersucht und analysiert werden. Die Fokusgruppengespräche finden in Gesundheits- oder Forschungszentren statt (siehe dazu auch Tabelle 5: 22).

Tabelle 5: Evidenztabelle zur qualitativen Studie

Referenz	Parameter					Population		Outcomes	Finanzierung	Kommentare
Literatur	Untersuchungsziele	Theoretischer Ansatz	Datenerhebung	Methodik und Prozess der Analyse		Population und Sample		Schlüsselthemen	Finanzierungsquelle	Limitierungen und Evidence gap
Appleton et al. 2017	Welche Barrieren gibt es hinsichtlich einer Ernährungsumstellung auf eine mediterrane Ernährung?	„Thematic Approach" nach Clark und Braun;	Methoden wurden durch zwei ForscherInnen (McKinley, M. und Moore, S.) durchgeführt. Setting: Gemeinde und Forschungszentren Zeit: Dezember.2012-Juli.2013	Semantische Analyse		Auswahlverfahren: -Personen wurden rekrutiert, die Kontakt zu Gesundheitszentren und Gruppennetzwerken hatten. -Prüfung für Eignung durch allgemeine Fragen -ausgewählte Personen, die zuvor bei ähnlichen Interventionen mitgewirkt haben, wurden zusätzlich telefonisch kontaktiert Teilnehmeranzahl: 67 Einschlusskriterien: -mindestens zwei CVD-Risikofaktoren (Übergewicht/Fett-leibigkeit, Bluthoch-druck, Hyper-cholesteri-nämie, Rauchen) Ausschlusskriterien: -Personen mit Diabetes Mellitus Typ 2		Barrieren, kardiovaskuläre Erkrankungen, Ernährungsumstellung, Mediterrane Gruppen, Ernährung	Finanziert von: Nationaler Präventionsforschungsinitiative (NPRI) NPRI keine Rolle in der Gestaltung, Analyse oder dem Schreiben dieses Artikels	Limitierung: Bezüglich dem Fragebogen, da er nicht vorher verwendet oder validiert wurde

Quelle: Eigene Darstellung

4.2 Analyse

Die qualitative Studie von Appleton et al. (2017) wird mit Hilfe der „NICE-Checkliste" im Folgenden auf ihre methodische Güte getestet.

Da es bei der vorliegenden Studie vor allem um innere Einstellungen und Ansichten von Personen zu einer mediterranen Ernährungsweise geht, findet zur Datenerhebung eine qualitative Herangehensweise Anwendung. Das Forschungsziel ist die Erfassung von Barrieren, welche Personen, die unter einem erhöhten kardiovaskulären Erkrankungsrisiko stehen, daran hindern, ihre Ernährung umzustellen. Die daraus gewonnenen Erkenntnisse werden für die Weiterentwicklung von Interventionen, die sich mit einer Umstellung der Ernährungsweise hin zu einer mediterranen Ernährung bei nicht-mediterranen Risikogruppen beschäftigt, benötigt. Somit können die Studienergebnisse dabei helfen eine mediterrane Ernährungsweise einzuführen. In Folge dessen wird die Chance auf eine gesundheitsfördernde Ernährungsweise in den Zielgruppen erhöht. Jedoch könnten kulturelle, praktische und weitere Einflussfaktoren sich negativ auf die Einführung eines mediterranen Ernährungsstils in nicht-mediterranen Gebieten auswirken (Appleton et al. 2017: 1f). Für die Studie wurden Fokusgruppen verwendet, um mehr Erkenntnisse über Gruppennormen gewinnen zu können. Mitglieder der Gruppen sind Personen, die mindestens zwei der Hauptrisikofaktoren Übergewicht/Fettleibigkeit, Bluthochdruck, Hypercholesterinämie und Rauchen aufweisen, und mindestens 50 Jahre alt sind, da diese Merkmale mit einem erhöhten Erkrankungsrisiko assoziiert werden. Zudem müssen die ProbandInnen frei von Diabetes mellitus Typ 2 sein. Personen, die Kontakt zu Gesundheitszentren und Netzwerken von Gemeinschaftsgruppen hatten, wurden rekrutiert. Sie wurden durch allgemeine Aufgaben geprüft und anschließend per Brief eingeladen. Personen, die zuvor bei ähnlichen Interventionen mitgewirkt hatten, wurden zusätzlich telefonisch kontaktiert. Die ausgewählten ProbandInnen wurden nach Geschlecht und Herkunft in Gruppen unterteilt, da die Vermutung bestand, dass Personen gegenüber Gruppenmitgliedern mit ähnlichen Eigenschaften offener sind. Alle TeilnehmerInnen füllten einen Fragebogen zur Demographie, zum Lebensstil und zu medizinischen Parametern aus. Der Fragebogen diente zur Bewertung des Charakters, des Wissens der Teilnehmer über mediterrane Ernährung und über den Zusammenhang zwischen CVD-Risiko und Ernährung, sowie zur Bewertung der Bereitschaft zur Ernährungsumstellung. Zusätzlich wurden acht Fragen zum Essverhalten gestellt, um einen individuellen 8-Punkte „mediterranean Diet Score"(MDS) bei jedem Teilnehmenden zu errechnen (Appleton et al. 2017: 2f). Anschließend konnten die TeilnehmerInnen charakterisiert werden anhand von Alter, Geschlecht, geographischer Lage, Beziehungsstatus, Rauchstatus, Gewicht, Body-Mass-Index, Body-Mass-Index-Klassifikation der WHO, Bluthochdruck, Cholesterinspiegel, Zufuhr von Medikamenten zur Senkung des Blutdrucks oder des Cholesterinspiegels, Verantwortlichkeit für Haushaltseinkäufe, Verantwortlichkeit fürs Kochen im Haushalt, Kenntnisstand über mediterrane Ernährung, Hervorgerufene Gedanken eine Diät aufgrund hohen kardiovaskulären Erkrankungsrisikos durchzuführen, Verbindung zwischen Ausweitung einer Diät und dem CVD-Risiko, Änderungen der Ernährungsweise aufgrund eines hohen CVD-Risikos, mediterranen Diet-Score (MDS) und MDS Kategorie.

Ein semi-strukturierter, auf die Zielgruppe abgestimmter Fokusgruppenplan wurde entwickelt. Mit diesem ermittelten die ForscherInnen mögliche Barrieren und Einflussfaktoren auf eine Ernährungsumstellung, sowie die Bereitschaft und Einstellung der ProbandInnen dazu. Zur Erhebung der Daten wurden die TeilnehmerInnen über ihre bisherigen Kenntnisse über MD befragt. Diskussionsrunden über die Einführung einer solchen Diät fanden statt und wurden aufgezeichnet. Der entwickelte Plan wurde als Leitfaden für die Diskussion genutzt. Bei einer Abweichung vom Plan durch natürliche Konversation, wurden Personen ermutigt ihre Ansichten zu teilen, falls diese für das behandelte Thema relevant waren. Am Ende der Diskussion hatten die Fokusgruppen die Möglichkeit weitere Themen zu diskutieren, welche für sie in diesem Zusammenhang relevant waren. Nach der ersten und der achten Fokusgruppe wurden Transkripte überprüft, um sicherzustellen, ob alle gewünschten Daten erfasst wurden und ob bestimmte Bereiche noch weiter untersucht werden müssen (Appleton et al. 2017: 3).

Zwei Forscher, einer fungierend als Vermittler, der andere als Assistent, der eine hohe Qualität der Rahmenbedingungen sicherstellte, leiteten die Gruppen an. Soziale Differenzen zwischen Forscher und Gruppe, welche sich negativ auf die Antworten auswirken könnten, wurden beseitigt, indem ein Gemeinschaftsgefühl und eine unwertende Atmosphäre geschaffen wurde. Zusätzlich versuchten ForscherInnen, die zuvor in Moderation von Fokusgruppen und bestimmten Techniken geschult wurden, die Ansichten aller ProbandInnen zu berücksichtigen und Bias durch dominante beeinflussende TeilnehmerInnen zu reduzieren. Die LeiterInnen achteten stets auf eine gleichmäßige Beteiligung aller TeilnehmerInnen und motivierten zurückhaltende Personen zur Mitwirkung. Den ProbandInnen wurde ein Bild einer MD-Ernährungspyramide präsentiert und eine Erklärung über deren Nahrungsmittelgruppen gegeben. Versammlungen zu Gruppengesprächen fanden in Gemeinde- und Forschungszentren für etwa 90 Minuten statt (Appletion et al. 2017: 3f).

Die Diskussionen in den Fokusgruppen wurden akustisch aufgezeichnet, wörtlich transkribiert und anhand eines induktiven thematischen Ansatzes analysiert. Bei dieser Methode wurden die Transkripte von zwei ForscherInnen gelesen und verglichen, um die Daten festzuhalten und Codes zu erzeugen. Diskrepanzen wurden, bis eine Einigung getroffen wurde, diskutiert. Daraufhin wurde ein Kodierungsmuster vereinbart und von einem Forscher auf die Transkripte angewendet. Verwandte Codes wurden in Themen gruppiert. Anschließend wurden die Daten auf semantischer Ebene analysiert. Ein weiteres Forschungsmitglied prüfte und verglich die Codes, um die Zuverlässigkeit der Analyse zu bestätigen. Um die codierten Daten zu verwalten wurde NVIVO verwendet. Teilweise werden Zitate von TeilnehmerInnen genutzt, um in den Daten gefundenen Konzepte zu veranschaulichen. Interaktionen zwischen den TeilnehmerInnen waren weitgehend komplementär und es gab keine offensichtlichen negativen Fälle in der Gruppe. Die Ergebnisse wurden stimmig, kohärent und klar dargestellt und werden im folgenden Abschnitt „Ergebnisse" genauer betrachtet.

4.3 Diskussion der qualitativen Arbeit

Die in 3.7 aufgekommene Fragestellung:„Weshalb eignen sich viele Menschen, trotz des Wissens über ihr hohes Risiko an kardiovaskulären Krankheiten zu erleiden, keinen mediterranen Ernährungsstil an, um das Risiko auf eine Herz-Kreislauf-Erkrankung vorzubeugen?" soll nun anhand der Ergebnisse dieser Studie geklärt werden.

Die Barrieren für eine Ernährungsumstellung werden in der vorliegenden Studie identifiziert. Als eine der Hindernisse wird der hohe Kostenaufwand aufgeführt. Für Menschen mit niedrigem Einkommen sind Schlüsselkomponenten, wie Olivenöl, Fisch, Obst und Gemüse zu teuere Lebensmittel und somit dauerhaft nur schwierig zu finanzieren. Zudem würde ein Überangebot an Fast-Food und ein einhergehendes Unterangebot an Bestandteilen der mediterranen Ernährung, wie Frischfisch, Obst und Gemüse die Menschen davon abhalten, die gesunden Lebensmittel zu kaufen. Gleichermaßen hindert eine ungünstige Umgebung die Teilnehmer daran, eine mediterrane Diät dauerhaft in ihren Ernährungsstil integrieren zu können. Eine weitere Barriere stellt die zeitaufwändige Zubereitung der mediterranen Nahrung her, da die Zeit bei Personen, die im Arbeitsalltag stehen, sehr begrenzt ist. Mangelndes Bewusstsein und Kenntnis über die Nahrungsbestandteile mediterraner Ernährung halten ebenso, wie mangelnde Kochkünste die TeilnehmerInnen davon ab, dieses Ernährungsmuster zu verfolgen. Zuletzt ist zu erwähnen, dass es für Personen schwierig ist ihre lebenslang angeeignete Essgewohnheiten zu ändern und sich an ungewohnte Lebensmittel zu gewöhnen.

Um diesen Barrieren zu überwinden müssen Empfehlungen für zukünftige Interventionen ausgesprochen werden, wie beispielsweise Rezeptvorschläge mit angemessenen Preisen, die Einrichtung von gesünderen Restaurants, Aufklärung bezüglich der Zeiteinplanung beim Kochen, Erziehung, Kochkurse und Ernährungsänderungsvorschläge. Durch mehr Aufklärung und mehr Bildung kann die Barriere der Ess-Kulturen überwunden werden und die mediterrane Ernährungsweise sich einer größeren Akzeptanz bei der Bevölkerung aus nicht-mediterranen Ländern erfreuen

(Appleton et al. 2017: 4; 6f).

5 Diskussion

Die Gründe für kardiovaskuläre Erkrankungen sind vielseitig und sind oft ein Resultat aus mehreren Risikofaktoren, wie Alter, Übergewicht, Bewegungsmangel und einer fettreichen Ernährung. Diese können zu der Entstehung von kardiovaskulären Krankheiten, wie arterielle Hypertonie, periphere arterielle Verschlusskrankheit, koronare Herzkrankheit, Herzinfarkt und Apoplexie beitragen. Eine gesunde Lebensweise ist also von großer Bedeutung, wenn es um Prävention von kardiovaskulären Krankheiten geht. Barrieren, welche die Umsetzung der Ernährungsumstellung der Bevölkerung verhindern, müssen erkannt und sowohl von den Individuen, als auch von der Gesellschaft und den Krankenkassen beseitigt werden.

Im Leitfaden Prävention des GKV-Spitzenverbandes, Kapitel 5: Leistungen zur individuellen verhaltensbezogenen Prävention, wird Herz-Kreislauf-Erkrankungen eine besonders hohe epidemiologische Bedeutung zugeschrieben. Demnach werden besonders präventive Interventionen für dieses Krankheitsbild empfohlen. Unter anderem wird hierbei auf die Förderung der Ernährung eingegangen. Das Ziel der Krankenkassen ist die Reduktion der Risikofaktoren, um somit das Erkrankungsrisiko zu senken. Die Förderung einer gesunden Ernährung stellt ein zentrales Handlungsfeld der Krankenkassen dar. Denn das Ernährungsverhalten spielt eine bedeutende Rolle bei der Entstehung von Krankheiten (Leitfaden Prävention der GKV:2017, Kapitel 5.50 f).

Die Ernährungssituation der Bevölkerung ist auf Grundlage der Nationalen Verzehrstudie noch als unbefriedigend eingestuft. In Deutschland werden beispielsweise zu viele tierische Lebensmittel, wie Fleischerzeugnisse oder Wurst, und zu wenig pflanzliche Lebensmittel, wie Obst und Gemüse aufgenommen (Deutsche Gesellschaft für Ernährung 2012: 82–84).

Daher sind Verhaltensänderungen der Ernährung in der Gesellschaft weg von einer fleisch-, fett-, zucker- und salzreichen Ernährung hin zu einer vitamin- und ballaststoffreichen Ernährung notwendig. Da sich die mediterrane Ernährungsweise auf eine ballaststoffreiche Ernährung stützt und gleichzeitig die oben genannten Nährstoffe reduziert, entspricht diese Ernährungsweise den im Leitfaden des GKV-Spitzenverbandes genannten Empfehlungen.

Bezogen auf die drei Studien, die in dieser Arbeit analysiert wurden, kann die Schlussfolgerung gezogen werden, dass eine mediterrane Ernährungsweise eine positive Wirkung auf kardiovaskuläre Erkrankungen hat. Die systematische Übersichtsarbeit von Hillis et al. kam auf 447 Ereignissen bei einer Gesamtteilnehmerzahl von 9052 ProbandInnen. Dabei ist das Risiko auf das Auftreten eines wichtigen kardiovaskulären Ereignisses durch eine mediterrane Ernährungsweise im Vergleich zu einer ,,Kontrollernährungsweise" um 37% reduziert worden (Hillis et al. 2016: 6).

Die primäre Studie von Aros et al. (2013) behandelt primäre Outcomes (Schlaganfall, Herzinfarkt und Tod aufgrund von kardiovaskulärer Erkrankung) und sekundäre Outcomes (Schlaganfall, Herzinfarkt, Tod aufgrund von kardiovaskulärer Erkrankung und Tod aufgrund einer anderen Ursache). Insgesamt treten 288-mal primäre Outcome-Ereignisse auf. Sekundäre Outcome-Ereignisse treten insgesamt 680-mal auf. Dabei ist zu berücksichtigen, dass bei der Kontrollgruppe wesentlich mehr Ereignisse auftreten, als bei den Interventionsgruppen. Deshalb resultiert ebenfalls aus dieser Studie ein positiver Effekt einer mediterranen Ernährung auf Herz-Kreislauf-Erkrankungen (Aros et al. 2013: 1284).

In der qualitativen Studie von Appleton et al. (2017) wird vor allem verdeutlicht, dass mehr Aufklärung betrieben werden muss. Die Studie kam zu dem Ergebnis, dass nur eine Minderheit von 40,3% Kenntnisse über mediterranen Ernährung hat. Zudem wurde festgestellt, dass 83,6 % der TeilnehmerInnen aufgrund von ihrem erhöhten Risiko auf kardiovaskuläre Erkrankung über ihre Ernährung nachdachten, und sogar 94 % bereit waren ihre Ernährung auch umzustellen. Kenntnisse der spezifischen Zusammensetzung von mediterranen Ernährung waren bei den ProbandInnen begrenzt; deshalb besteht Bedarf an weiterer Aufklärung über diese Diät, die erhebliche gesundheitliche Vorteile bietet (Appleton et al. 2017: 3f).

Eine Ernährungsumstellung hin zu einer mediterranen Ernährung hätte für die Bevölkerung eine durchweg positive Wirkung, da ein bedeutender Risikofaktor auf kardiovaskuläre Krankheiten damit reduziert wäre.

Damit die Ergebnisse in der Praxis umsetzbar sind, muss für eine höhere Akzeptanz der mediterranen Küche in nicht-mediterranen Regionen gesorgt werden. Zudem ist es notwendig, die Bevölkerung für eine Ernährungsumstellung zu motivieren und zu sensibilisieren. Die Bevölkerung muss hinsichtlich mediterraner Ernährung und deren Zusammenhang mit kardiovaskulären Erkrankungen aufgeklärt und informiert werden.

Forschungsbedarf herrscht bezüglich jüngeren Altersgruppen, sowie bei Kindern und Jugendlichen. Denn schon die Wirkung der präventiven Maßnahmen in jungen Jahren könnte eine Wirksamkeit auf das Erkrankungsrisiko in späteren Lebenszeiten haben. Des Weiteren herrscht Forschungsbedarf hinsichtlich des Zusammenhanges zwischen sozioökonomischen Status und der mediterranen Ernährungsweise, da oftmals die Ernährungsweise vom Bildungsgrad und Einkommen abhängig ist.

Tabellenverzeichnis

Literaturverzeichnis

Albus, C.; Halle M.; Hambrecht, R.; Landmesser, U.; Löllgen, H.; Perings, S.; Schuler, G.C. (2016): Pocket-Leitlinie: Prävention von Herz-Kreislauf-Erkrankungen. In: European Heart Journal 2016;37:2315-2381. Börm Bruckmeier Verlag GmbH, Grünwald.

Arós,F.; Basora, J.; Corella, D.; Covas, M.I.; Estruch, R.; Fiol, M.; Gómez-Gracia, E.; Lapetra, J.; Lamuela- Serra-Majem, L.; Martínez-González, M.A.; Martínez, J.A.; Muñoz, M.A.; Pintó, X.; Raventos, R.M.; Ros, E.; Ruiz-Gutiérrez, V.; Salas-Salvadó, J.; Sorlí, J.V. (2013): Primary Prevention of Cardiovascular Disease with a Mediterranean Diet. In: The new england journal of medicine, vol. 368 Nr. 14, 1279-1290. Medical Society, Massachusetts.

Appletion, K.; Cupples, M.; Kee, F.; Lawton, J.; McEvoy, CT.; McKinley, MC.; Patterson, CC.; Prior, L.; Woodside, JV.; Young IS. (2017): Barriers to adopting a Mediterranean diet in Northern European adults at high risk of developing cardiovascular disease. In: Journal of Human Nutrition and Dietetics: https://doi.org/10.1111/jhn.12523

Busch M.; Dietrichs, C.; Dornquast, C.; Heidemann, C.; Kroll, L.; Lange, C.; Mensink, G.; Neuhauser, H.; Scheidt-Nave, C. (2017): Regionale Unterschiede in der Prävalenz von kardiovaskulären Risikofaktoren bei Männern und Frauen in Deutschland. Springer-Verlag Berlin Heidelberg.

Deutsche Gesellschaft für Ernährung e. V. (2012): Ernährungsbericht. Bonn. S. 19–85, 82–84.

Hillis, G.S.; Jardine, M.; Jun, M.; Liyanage, T.; Neal, B.; Ninomiya, T.; Perkovic, V.; Wang, A.; Wong, M.G. (2016): Effects of the Mediterranean Diet on Cardiovascular Outcomes—A Systematic Review and Meta-Analysis. In: PLoS ONE 11 (8): e0159252. doi:10.1371/journal.pone.0159252. University of British Columbia, Canada.

Leitfaden Prävention (2017): Handlungsfelder und Kriterien des GKV-Spitzenverbandes zur Umsetzung der §§ 20, 20a und 20b SGB V, Kapitel 5, S. 50f.

Statistisches Bundesamt (2017): Herz-Kreislauf-Erkrankungen verursachen die höchsten Kosten. Pressemitteilung Nr. 347. Online verfügbar unter: https://www.destatis.de/DE/PresseService/Presse/Pressemitteilungen/2017/09/PD17_347_236.html (Zugriffsdatum: 25.02.2018).

World Health Organisation (2018): Definition of cardiovascular diseases. Online verfügbar unter: http://www.euro.who.int/en/health-topics/noncommunicable-diseases/cardiovascular-diseases/cardiovascular-diseases2/definition-of-cardiovascular-diseases (Zugriffsdatum: 03.03.2018)

Anhangsverzeichnis

Anhang 1: GRADE-System

Eine Beurteilung der Bedeutsamkeit der Endpunkte von kardiovaskulärer Erkrankung

Die Endpunkte von kardiovaskulärer Erkrankung nach dem GRADE-System		
Stufe 9	wichtige kardiovaskuläre Ereignisse	Höchste Stufe der klinischen Relevanz
Stufe 8	Tödliche Folgen	
Stufe 7	Ursachen-spezifische kardiovaskuläre Outcomes	
Stufe 6	Diabetes Mellitus Typ 2	Klinisch Relevanz
Stufe 5	Bluthochdruck	
Stufe 4	Erhöhter Cholesterin- spiegel	
Stufe 3	Übergewicht	Geringe klinische Relevanz
Stufe 2	Rauchen	
Stufe 1	Alter	

Anhang 2: PICOS-Schema

Fragestellung: Welchen präventiven Effekt hat eine mediterrane Ernährungsweise auf kardiovaskuläre Erkrankungen?

PICOS-Schema: Konkretisierung der Fragestellung	
P – Population	Erwachsene über 40 Jahren
I - Intervention	mediterrane Ernährungsweise
C – Control	fettreduzierte Ernährungsweise
O – Outcome	Kardiovaskuläre Erkrankungen
S - Setting	Europäische Länder

Anhang 3: Suchverläufe zum systematischen Review

Anhang 3.1: Recherche in der Cochrane Library

Suchverlauf vom 20.02.2018

Nr.	Suche	Treffer
#1	MeSH descriptor: [Diet, Mediterranean] explode all trees	351
#2	"Mediterranean diet":ti,ab	678
#3	#1 OR #2	769
#4	MeSH descriptor: [Cardiovascular Diseases] explode all trees	90230
#5	"Cardiovascular diseases":ti,ab,kw (Word variations have been searched)	17632
#6	#4 OR #5	99526
#7	#3 AND #6	340
#8	#7 in Cochrane-Reviews (Reviews only)	2

Anhang 3.2: Recherche in PubMed

Suchverlauf vom 20.02.2018

Nr.	Suche	Treffer
#1	"Search mediterranean diet[Mesh]"	2435
#2	" mediterranean diet[Title/Abstract]"	3331
#3	" (mediterranean diet[Mesh]) OR mediterranean diet[Title/Abstract]"	4017
#4	" cardiovascular diseases[Mesh]"	2170023
#5	" cardiovascular diseases[Title/Abstract]"	43990
#6	(cardiovascular diseases[Mesh]) OR cardiovascular diseases[Title/Abstract]"	2188190

#7	"((mediterranean diet[Mesh]) OR mediterranean diet[Title/Abstract])) AND ((cardiovascular diseases[Mesh]) OR cardiovascular diseases[Title/Abstract])"	1335
#8	"(Review[Filter]) AND #7"	400

Anhang 4: AMSTAR-Bewertung

Review: „Effects of the Mediterranean Diet on Cardiovascular Outcomes—A Systematic Review and Meta-Analysis" von Hillis et al. 2016

Bewertet durch:

	Item	Ja	Nein	Unklar	Nicht zu-treffend
1	Folgte der Systematische Review einer *A-priori*-Planung?	X			
Kommentar: Vorab wird eine Fragestellung definiert. (S.2 ‚Conclusion') Es wird der genaue Untersuchungsgegenstand festgelegt. (S.3, Outcomes) Es wird eine A-priori Hypothese formuliert. (S.2 ‚Conclusion')					
2	Erfolgten Studienauswahl und Datenextraktion von mehr als einer Person?	X			
Kommentar: Das Review wird von zwei Autoren unabhängig voneinander bewertet und es werden relevante Ergebnisse dargestellt. (S.2 ‚Study selection')					
3	Wurde eine umfassende Literatursuche durchgeführt?	X			
Kommentar: Durch mehrere Datenbanken wie MEDLINE via Ovid, EMBASE, die clinlicaltrials.gov website und dem Cochrane Library database, erfolgte die Literaturrecherche, die im Februar 2014 stattfand (S.2 ‚Datasources and searches').					
4	Wurde der Publikationsstatus als Einschlusskriterium definiert?	X			
Kommentar:					

Auf der Website „clincaltrials.gov" wurde ebenfalls durch die Autoren nach vervollständigten aber noch nicht veröffentlichten RCTs gesucht. (S.2, Data sources and searches')

5	Wurden ein- und auch ausge-schlossene Studien im Review an-gegeben?	X				

Kommentar: 51 Artikel wurden mit Volltext bewertet, Sechs Studien mit insgesamt 10950 Patienten wurden eingeschlossen. 45 Studien wurden ausgeschlossen, weil in diesen unrelevante Outcomes behandelt wurden, die mediterrane Ernährung anders definiert war, als im eigenen Protokoll, oder es sich um Dublikate handelte. (S.3f ‚Search results and characteristics of included studies')

6	Wurden die Charakteristika der eingeschlossenen Studien darge-stellt?	X				

Kommentar:
Die inkludierten Studien werden charakterisiert nach: Art der Behandlung der Interventionsgruppen und der Kontrollgruppen, dem Setting, der Dauer der Untersuchungszeit, der Anzahl der Probanden, dem Durchschnittsalter, dem Geschlecht, dem Outcome (Anzahl von: Koronaren Events, zerebrovaskulären Events, Todesfällen und gleichzeitig aufgetretene verschiedene kardiovaskulärer Events) und ob ein primär oder sekundärer Effekt untersucht werden soll (S. 5, Tabelle 1: ‚Characteristics of the studies included in the systematic review and meta-analysis')

7	Wurde die methodische Qualität der eingeschlossenen Studien be-wertet und berichtet?	X				

Kommentar:
Informationen darüber, ob eine Randomisierung, eine verdeckte Zuteilung, eine Verblindung der Teilnehmer und des Personals, eine blinde Bewertung des Outcomes und eine Intention-to-treat-Analyse stattfand, finden sich in einer Tabelle wieder. Ebenfalls, ob unvollständige Outcome-Daten adäquat adressiert wurden, ob eine selektive Ergebnisberichterstattung erarbeitet wurde und wie viele Teilnehmer die Studiendurchführung erfolgreich absolviert haben. (S.6 Tabelle 2: ‚Quality assessment of included studies)

8	Fand die wissenschaftliche Quali-tät der eingeschlossenen Studien adäquate Berücksichtigung bei der Formulierung der Schlussfolge-rungen?	X				

Kommentar:

In der Diskussion wird die Intervention der Studien als erfolgreich bei der Reduzierung von kardiovaskulären Erkrankungen angesehen. Die Menge und Qualität der Evidenz ist stark limitiert. Es gibt noch viele offene Fragen bezüglich dem Zusammenhang zwischen mediterraner Ernährung und kardiovaskulären Outcomes zu klären und somit hohen Forschungsbedarf (S.8 ‚Discussion').

9	**Waren die Methoden, die zur Zusammenfassung der Ergebnisse genutzt wurden, angemessen?**	X			

Kommentar:

-Individuelle Relative Risikos und 95 % KIs wurden aus Ereigniszahlen berechnet, die aus jeder Studie extrahiert wurden

-Bei der Berechnung der RRs wurde die Gesamtzahl der Probanden in jeder Gruppe als Nenner verwendet

-Wenn keine Ereignisse in der Kontroll- oder Interventionsgruppe berichtet wurden, wurde 0.5 als Zähler verwendet

-Eine Zusammenfassung der RRs wurde mit Hilfe eines ‚‚Random-Fixed-Effects-Modell" erhalten

-Aufgrund von einer geringen Menge an eingeschlossenen Studien wurden Publikationsbias und prozentuale Anteile der Variabilität in Studien, die auf Heterogenität nicht zufällig zurückzuführen sind, nicht bewertet

-Ein zweiseitiger p-Wert von weniger als 0.05 wurde als statistisch signifikant angesehen

-Alle Analysen wurden mit STATA (Version 9.2) durchgeführt

(S.3 ‚Data synthesis and analysis')

10	**Wurde der mögliche Einfluss von Publikations-Bias untersucht?**	X			

Kommentar:

Aufgrund der geringen Menge eingeschlossener Studien wurden Publikations-Bias nicht berücksichtigt

(S.3 ‚Data synthesis and analysis')

11	**Wurde ein möglicher Interessenkonflikt dargestellt?**	X			

Kommentar:

Konkurrierende Interessen werden auf S.2 in der linken Spalte unter ‚Competing interests' genauer erläutert

Gesamtbewertung				
	Ja	Nein	Unklar	Nicht zu-treffend
Gesamt	11	0	0	0

Anhang 5: Flussdiagramm zur quantitativen primären Studie

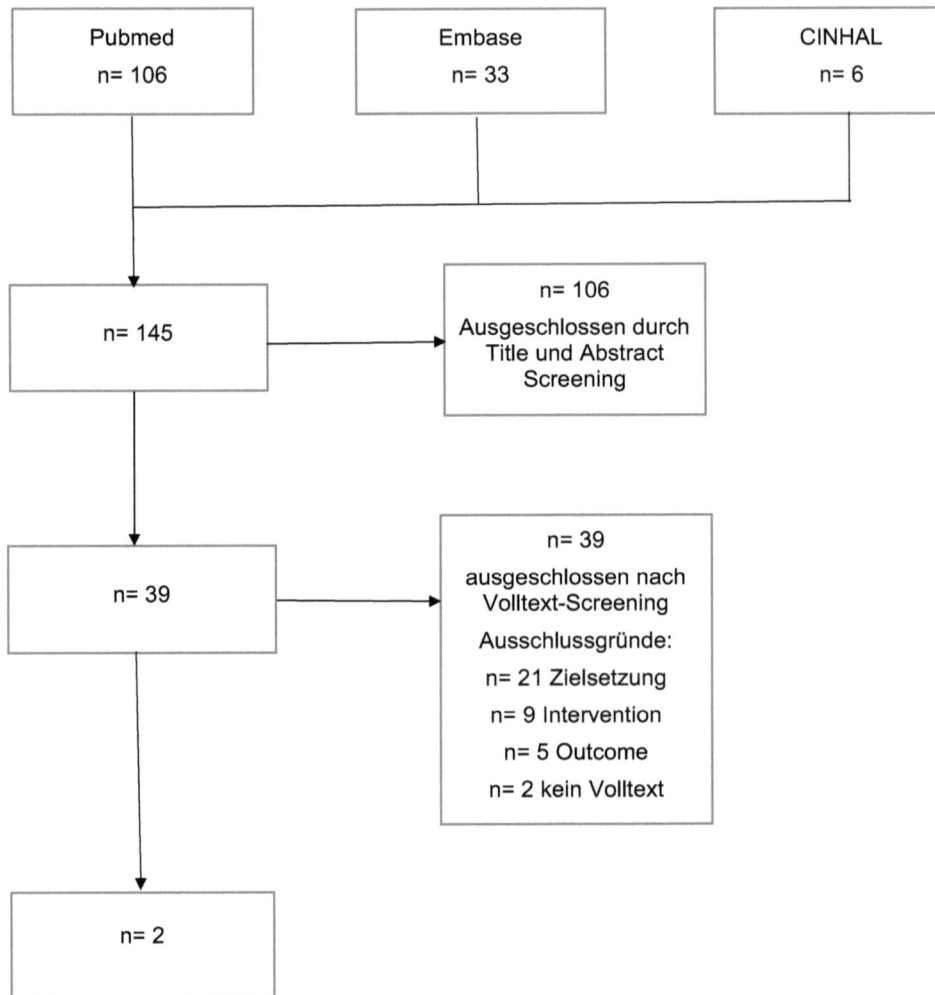

Anhang 6: Suchverläufe zur quantitativen Studie

Anhang 6.1: Recherche in PubMed

Suchverlauf vom 23.02.2018

Nr.	Suche	Treffer
#1	"mediterranean diet[Mesh] "	2435
#2	mediterranean diet[Title/Abstract]	3331
#3	" (mediterranean diet[Mesh]) OR mediterranean diet[Title/Abstract] "	4017
#4	"cardiovascular diseases[Mesh]"	2170023
#5	"cardiovascular diseases[Title/Abstract] "	43990
#6	" (cardiovascular diseases[Mesh]) OR cardiovascular diseases[Title/Abstract] "	2188190
#7	" ((mediterranean diet[Mesh]) OR mediterranean diet[Title/Abstract])) AND ((cardiovascular diseases[Mesh]) OR cardiovascular diseases[Title/Abstract]) "	1335
#8	"#7 AND ((german[Language]) OR english[Language]) "	1236
#9	#8 AND (Humans[Filter])	1166
#10	"#9 AND ((""2013""[Date - Publication]: ""2018""[Date - Publication]))"	533
#11	#10 AND randomized controlled trial[Filter]	106

41

Anhang 6.2: Recherche in Embase

Suchverlauf vom 23.02.2018

Nr.	Suche	Treffer
#1	'cardiovascular diseases'	101452
#2	'cardiovascular dise-ases':ab,ti	55698
#3	#1 OR #2	101452
#4	'mediterranean diet'	6843
#5	'mediterranean diet':ab,ti	4658
#6	#4 OR #5	6843
#7	#3 AND #6	471
#8	#7 AND [randomized con-trolled trail]/lim	41
#9	#8 AND ([english]/lim OR [german]/lim)	41
#10	#9 AND [humans]/lim	41
#11	#10 AND [2013-2018]/py	33
#12	#11 AND [embase]/lim	33

Anhang 6.3: Recherche in CINHAL

Suchverlauf vom 23.02.2018

Nr.	Suche	Treffer
#1	"cardiovascular disesases"	28325
#2	TI "cardiovascular diseases"	536
#3	AB "cardiovascular dise-sases"	2824
#4	#1 OR #2 OR #3	28325
#5	"mediterranean diet"	1699
#6	TI "mediterranean diet"	568
#7	AB "mediterranean diet"	562
#8	#5 OR #6 OR #7	1699
#9	#4 AND #8	228
#10	#9 Limiters – Published Date: 2013-2018	108
#11	#10 Limiters – Randomized Controlled Trials	6

Anhang 7: Checkliste zur methodischen Bewertung der quantitativen Studie

Primäre Studie: „Primary Prevention of Cardiovascular Disease with a Mediterranean Diet" von Arós et al. 2013

(1)   Allgemeine   Angaben   zur   Publikation   und   zur   Studie

Titel	Primary Prevention of Cardiovascular Disease with a Mediterranean Diet (S. 1279)	
Autoren/Autorin-nen	Ramón Estruch, M.D., Ph.D., Emilio Ros, M.D., Ph.D., Jordi Salas-Salvadó, M.D., Ph.D., Maria-Isabel Covas, D.Pharm., Ph.D., Dolores Corella, D.Pharm., Ph.D., Fernando Arós, M.D., Ph.D., Enrique Gómez-Gracia, M.D., Ph.D., Valentina Ruiz-Gutiérrez, Ph.D., Miquel Fiol, M.D., Ph.D., José Lapetra, M.D., Ph.D., Rosa Maria Lamuela-Raventos, D.Pharm., Ph.D., Lluís Serra-Majem, M.D., Ph.D., Xavier Pintó, M.D., Ph.D., Josep Basora, M.D., Ph.D., Miguel Angel Muñoz, M.D., Ph.D., José V. Sorlí, M.D., Ph.D., José Alfredo Martínez, D.Pharm, M.D., Ph.D., and Miguel Angel Martínez-González, M.D., Ph.D (S.1279)	
Journal	The NEW ENGLAND JOURNAL OF MEDI-CINE (S.1279)	**Jahr** 2013 (S. 1279)
Studientyp	Eine im Parallelgruppendesign gestaltete, multizentrische, randomisierte Studie (S. 1280 linke Spalte ‚Study Design')	**Level of Evidence** Ib
Land	Spanien (S. 1279 ‚Methods')	
Setting	Mediterrane Länder (S. 1288 rechte Spalte ‚Discussion')	
Studiendauer	2003 – 2011	

Untersuchungsziel/ Fragestellung	Der primärpräventive Effekt von zwei mediterranen Ernährungsweisen, eine ergänzt durch extra-natives Olivenöl und die andere ergänzt durch verschiedene Nüsse, im Vergleich mit dem primärpräventiven Effekt einer Low-Fat Ernährungsweise auf kardiovaskuläre Erkrankungen. (S. 1280 linke Spalte Einleitung)
Einschlusskriterien	- männliche Teilnehmer im Alter von 55-80 Jahren - weibliche Teilnehmer im Alter von 60-80 Jahren - keine vorhandenen kardiovaskulären Erkrankungen zu Beginn der Studie - Teilnehmer besitzen entweder Diabetes Mellitus Typ 2 oder mindestens drei der folgenden Hauptrisikofaktoren: Rauchen, Bluthochdruck, sehr niedrigen lipoproteinischen Cholesterinspiegel, sehr hohen lipoproteinischen Cholesterinspiegel, Übergewicht oder Fettleibigkeit, Verwandte die ein kardiovaskuläres Leiden aufweisen (S. 1280 linke Spalte ‚participant selection and randomization')
Ausschlusskriterien	- Kinder, Jugendliche - Personen, die schon an einer kardiovaskulären Erkrankung leiden - Personen, die weder unter Diabetes Mellitus Typ 2 noch an mindestens drei der genannten Hauptrisikofaktoren leiden (siehe Einschlusskriterien)

(3) Angaben zu den Studienteilnehmenden, den Interventionen und Vergleichen

(S. 1282/1283 Table 2. Baseline Characteristics of the Participants According to Study Group)

Gruppen (benennen)[1]	Interventionsgruppe: Mediterrane Ernährung		Vergleichsgruppe	Alle Teilnehmer
	Mit extra nativem	Mit Nüssen		

	Oli-venöl			
Teilnehmende				
eingeschlossen	n = 2543	n = 2454	n = 2450	n = 7447
ausgewertet	n = 2543	n = 2454	n = 4997	n = 7447
lost-to-follow up (%)	n = (4.9)		n = (11.3)	n = (7)
Baseline-Charakteristika				
Alter	67.0±6.2	66.7±6.1	67.3±6.3	67.0±6.3
Geschlecht (%))†				
Weiblich	58.7	54	59.7	4282
Männlich	41.3	46	40.3	3165
Herkunft oder ethische Gruppe (%))†				
Weiß, von Europa	97.1	97.4	96.9	97.1
Hispanio, von Zentral- oder Südamerika	1.4	1.2	1.6	1.4
Andere Herkunft	1.5	1.4	1.5	1.5
Rauchstatus (%)				
Noch nie geraucht	61.8	59.7	62.3	61.3
Früher Raucher	24.3	25.8	23.8	24.6
Momentan Raucher	13.9	14.5	13.8	42.2
Body-Mass-Index †‡				
Durchschnitt	29.9±3.7	29.7±3.8	30.2±4.0	29.9±4.3
<25 (%)	7.7	8.3	6.7	7.6
25-30 (%)	45.3	47.4	44.3	45.7
>30 (%)	47.0	44.3	49.0	46.8
Taillenumfang – cm	100±10	100±11	101±11	101±11
Taille-zu-Größe Verhältnis †§	0.63±0.06	0.63±0.06	0.63±0.07	0.63±0.07
Bluthochdruck (%) ¶	82.1	82.5	83.7	82.7
Diabetes Mellitus Typ 2 (%) †‖	50.4	46.6	48.5	48.5
Dyslipidämie (%)	71.6	73.3	72.0	72.3
CHD-erkrankte Verwandte (%) ††	22.7	21.7	22.9	22.4
Medication use (%)				
ACE-Hemmer	48.6	49.8	49.6	49.3
Diuretika †	21.0	19.4	22.9	21.1
Andere blutdrucksenkende Mittel	28.5	28.9	30.9	29.5
Statine	40.9	39.3	40.1	40.1

Andere lipidsen-kende Mittel	4.8	5.9	5.1	5.3
Insulin	4.9	5.1	5.5	5.2
Oraleinzunehmende hypoglykämische Mittel	30.2	27.7	30.9	29.6
Thrombozyten-ag-gregations-hem-mende Therapie	18.7	20.0	20.9	19.9
Hormonersatzthera-pie ‡‡	2.8	2.6	2.7	2.7
Anzahl der einge-haltenen MedDiet §§	8.7±2.0	8.7±2.0	8.4±2.1	8.6±2.2

† P<0.05 für Vergleiche zwischen den Gruppen.

‡ Der Body-Mass-Index ist das Gewicht in Kilogramm geteilt durch die Höhe zum Quadrat in Metern.

§ Das Taillen zur Größe Verhältnis (The waist-to-height ratio) ist der Taillenumfang geteilt durch die Größe.

¶ Hypertonie ist definiert als ein systolischer Blutdruck von über 140 mm Hg, einem diastolischen Blut-druck von über 90 mm Hg, oder dem Gebrauch einer Therapie gegen Hypertonie.

‖ Diabetes ist definiert mit einem Nüchternblutzuckerspiegel von über 126 mg pro Deziliter (7.0 mmol pro Liter) oder falls ein 2-stündiger Plasmaglukosespiegel von über 200 mg pro Deziliter (11 mmol pro Liter) während eines oralen 75g Glukosetoleranz-Tests vorhanden ist, oder falls Antidiabetika verwen-det wird.

** Dyslipidämie ist definiert als ein Lipoprotein-Cholesterinspiegel mit einer niedrigen Dichte von mehr als 160 mg pro Deziliter (4.1 mmol pro Liter), ein Lipoprotein-Cholesterinspiegel mit einer hohen Dichte von unter 40 mg pro Deziliter (1.0 mmol pro Liter) bei Männern oder unter 50 mg pro Deziliter (1.3 mmol pro Liter) bei Frauen, oder die Verwendung von einer lipidsenkenden Therapie.

†† Eine Familiengeschichte, bei der schonmal eine koronare Herzkrankheit auftrat, ist definiert als eine Diagnose über eine solche Erkrankung bei einem männlichen Verwandten ersten Grades, der jünger als 55 Jahre ist, oder bei einer weiblichen Verwandten ersten Grades, die jünger als 65 Jahre ist, besteht.

‡‡ Die Werte für eine Hormonersatztherapie gelten nur für Frauen.

§§ Die Punktzahl für die Einhaltung der mediterranen Diät basiert auf der 14-Punkte-Diät-Screener Eine Punktzahl von 0 bedeutet eine minimale Einhaltung, eine Punktzahl von 14 bedeutet eine ma-ximale Einhaltung

Intervention und Vergleiche

(S. 1280 f ‚Interventions and Measurements')

		- Empfehlungen zur Ernährungsweise (siehe S. 1281 rechte Seite ‚Table 1.') - Biomarker zur Überprüfung, ob Ernährungsplan eingehalten wird	- während den ersten 3 Jahren: jährlich Er-halten eines Merk-blatts über eine fett-arme Ernährungs-weise (siehe S. 1281 rechte Seite ‚Table 1.')	- Messung von: Größe, Gewicht, Tail-lenumfang - individuelles und gruppenspezifisches Ernährungstraining von Ernährungsbera-tern zu Beginn und anschließend alle drei Monate

Extra natives Olivenöl (etwa 1L/Woche) - Bio-marker: Hydro-xytyro-sol-spie-gel des Harns	30 g ver-schie-dene Nusss-orten pro Tag - Bio-marker: Plasma-Alpha-Linolen-säure-Spiegel	- Prüfung der Ernäh-rungsweise mit sepa-ratem ,,9-Punkte-Diät-Screener"	- Testen, ob Diät ein-gehalten wird mit Hilfe des ,,14-Punkte-Diät-Screener" - Jährlich Evaluation: allgemeine medizini-scher Umfrage, Umfrage zum Lebens-mittelkonsum (zur Messung von Energie und Nahrungsauf-nahme) und der ,,Min-nesota Freizeit-Bewe-gungs-Fragebogen" -keine vorgeschrie-bene Begrenzung in der Kalorienaufnahme -keine vorgeschrie-bene zu absolvie-rende körperliche Ak-tivität - Durchschnittliche Untersuchungsdauer eines Teilnehmers: 4,8 Jahren (S. 1279 ‚Methods')

(4) Angaben zu <u>relevanten</u> Outcomeparametern (O) und statistischen Verfahren

	Primär	Sekundär
Outcomeparameter	Veränderung der Prävalenz von folgenden Ereignissen: -Herzinfarkt -Schlaganfall	Veränderung der Prävalenz von folgenden Ereignissen: -Schlaganfall -Herzinfarkt

	-Tod aufgrund kardiovaskulärer Erkrankung (S. 1281 linke Spalte ‚End points')	-Tod aufgrund kardiovaskulärer Erkrankung -Tod aufgrund eines anderen Grundes (S. 1281 linke Spalte ‚End points')
Messinstrumente/ Assessments	- Jährlich Evaluation: allgemeine medizinischer Umfrage, Umfrage zum Lebensmittel-konsum (zur Messung von Energie und Nahrungsaufnahme) und der „Minnesota Freizeit-Bewegungs-Fragebogen" - Biomarker zur Überprüfung, ob Ernährungsplan eingehalten wird → Randomisierte stichprobenartige Tests (S. 1280f ‚Interventions and Measurements')	
Gütekriterien	**Reliabilität** -Wichtige Indikatoren bzgl. kardiovaskulärer Erkrankungen werden bei allen Teilnehmern gemessen und befragt, mit standardisierten Fragebögen (S. 1281 linke Spalte ‚Interventions and Measurements') -Hohe Anzahl von Probanden (n= 7447), somit hohe Aussagekraft -Zeitintensive Durchführung (Untersuchungsdauer: Median von 4,8 Jahren) (S. 1283 linke Spalte ‚Baseline Characteristics of the Study Participants') **Objektivität** -Biomaker werden verwendet um das Einhalten der Diäten der Probanden zu überprüfen (S. 1281 linke Spalte ‚Interventions and Measurements') -Randomisierte Zuteilung der Probanden zu den jeweiligen Gruppen mit Hilfe computergenerierten zufälligen Nummersequenzen (S. 1279 rechte Spalte ‚Participant Selection and Randomization') -Mögliche Problematik: Bei individueller und gruppenspezifischer Beratung kann ungleiche Behandlung auftreten **Validität** -geeignete Fragebögen werden verwendet und passende Screenings durchgeführt, um Effekte von der Intervention zu erfassen (S. 1281 linke Spalte ‚Interventions and Measurements')	

Statistische Verfahren	- O'Brien-Fleming Methodik
	- Intention-to-treat Analyse
	- Time-to-event Analyse mit Cox-Modellen
	- Cox Regression Modelle
	- Zeitabhängige Kovariaten Analyse
	- Sensitivitätsanalyse
	(S. 1282 ‚Statistical Analysis)
Signifikanzniveau (alpha)	5 %
Angestrebte Power (beta)	80 %
	(S. 1281 linke Spalte ‚Statistical Analysis')
Fallzahlplanung erfolgt	Ja ☒ Nein ☐
Fallzahl geplant	n = 9000
	(S. 1281 linke Spalte ‚Statistical Analysis')
Kritik/Anmerkungen	Fallzahl wurde 2008 neu kalkuliert: statt ursprünglich 9000 Teilnehmern mit einem Überwachungszeitraum von 4 Jahren und einem RR von 20 % in der Interventionsgruppe und 12% in der Kontrollgruppe, 7400 Teilnehmer mit einem Überwachungszeitraum von 6 Jahren und einem RR von 8,8% in der Interventionsgruppe und 6,6% in der Kontrollgruppe. (S. 1281 f ‚Statistical Analysis')

(5) Angaben zu den Ergebnissen

Ergebnisse	Die durchschnittliche Untersuchungsdauer betrug 4.8 Jahre
	Primäre Outcome-Ereignisse traten 288-mal auf.
	Interventionsgruppe mit extra-nativem Olivenöl
	96 primäre Ereignisse (3.8% von n= 2543)
	→ Rohe Inzidenzrate pro 1000 Personen pro Jahr mit einem 95% KI zwischen 6.6 – 9.9: 8.1
	→ Das unangepasste Hazard Ratio beträgt 0.70 mit einem 95% KI zwischen 0.53 – 0.94 im Vergleich zu der Kontrollstudie

Interventionsgruppe mit Nüssen

83 primäre Ereignisse (3.4% von n= 2454)

→ Rohe Inzidenzrate pro 1000 Personen pro Jahr mit einem 95% KI zwischen 6.4-9.9: 8.0

→ Das unangepasste Hazard Rato beträgt 0.70 mit einem 95% KI zwischen 0.53 – 0.94 im Vergleich zur Kontroll-gruppe

Kontrollgruppe

109 primäre Ereignisse (4.4% von n= 2450)

→ Rohe Inzidenzrate pro 1000 Personen pro Jahr mit einem 95% KI zwischen 9.2 – 13.5: 11.2

→ Liklihood-Ratio von P= 0.015 (zeigt den Gesamteffekt der Intervention)

Sekundäre Outcome-Ereignisse traten 680-mal auf.

Interventionsgruppe mit extra-nativem Olivenöl

49 Schlaganfälle (1.9% von n= 2543)

→ Rohe Inzidenzrate pro 1000 Personen pro Jahr mit einem 95% KI zwischen 3.1 – 5.5): 4.1

→ Das unangepasste Hazard Ratio beträgt 0.67 mit einem 95% KI zwischen 0.46 – 0.98 im Vergleich zu der Kontroll-studie

37 Herzinfarkte (1.4% von n=2543)

→ Rohe Inzidenzrate pro 1000 Personen pro Jahr mit einem 95% KI zwischen 2.2 – 4.3: 3.1

→ Das unangepasste Hazard Ratio beträgt 0,80 mit einem 95% KI zwischen 0.51 – 1.26 im Vergleich zu der Kontroll-studie

26 Tode durch Kardiovaskuläre Erkrankungen (1% von n=2543)

→ Rohe Inzidenzrate pro 1000 Personen pro Jahr mit einem 95% KI zwischen 1.4 – 3.2: 2.2

→ Das unangepasste Hazard Ratio beträgt 0,69 mit einem 95% KI zwischen 0.41 – 1.16 im Vergleich zu der Kontrollstudie

118 Tode durch andere Ursache (4.6 % von n= 2543)
→ Rohe Inzidenzrate pro 1000 Personen pro Jahr mit einem 95% KI zwischen 8.2 – 11.9: 10.0
→ Das unangepasste Hazard Ratio beträgt 0.82 mit einem 95% KI zwischen 0.64 – 1.07 im Vergleich zu der Kontrollstudie

Interventionsgruppe mit Nüssen
32 Schlaganfälle (1.3% von n= 2454)
→ Rohe Inzidenzrate pro 1000 Personen pro Jahr mit einem 95% KI zwischen 2.1 – 4.4: 3.1
→ Das unangepasste Hazard Ratio beträgt 0.54 mit einem 95% KI zwischen 0.35 – 0.84 im Vergleich zu der Kontrollstudie

31 Herzinfarkte (1.2% von n=2454)
→ Rohe Inzidenzrate pro 1000 Personen pro Jahr mit einem 95% KI zwischen 2.0 – 4.2: 3.0
→ Das unangepasste Hazard Ratio beträgt 0.74 mit einem 95% KI zwischen 0.46 – 1.19 im Vergleich zu der Kontrollstudie

31 Tode durch Kardiovaskuläre Erkrankungen (1.2% von n=2454)
→ Rohe Inzidenzrate pro 1000 Personen pro Jahr mit einem 95% KI zwischen 2.0 - 4.2: 3.0
→ Das unangepasste Hazard Ratio beträgt 1.01mit einem 95% KI zwischen 0.61 – 1.66 im Vergleich zu der Kontrollstudie

116 Tode durch andere Ursache (4.7 % von n= 2454)
→ Rohe Inzidenzrate pro 1000 Personen pro Jahr mit einem 95% KI zwischen 9.3 – 13.4: 11.2

→ Das unangepasste Hazard Ratio beträgt 0.97 mit einem 95% KI zwischen 0.74 – 1.26 im Vergleich zu der Kontrollstudie

Kontrollgruppe

58 Schlaganfälle (2.3 % von n= 2450)

→ Rohe Inzidenzrate pro 1000 Personen pro Jahr (95% KI): 5.9

38 Herzinfarkte (1.5 % von n= 2450)

→ Rohe Inzidenzrate pro 1000 Personen pro Jahr (95% KI): 3.9

30 Tode durch kardiovaskuläre Erkrankungen (1.2 % von n= 2450)

→ Rohe Inzidenzrate pro 1000 Personen pro Jahr (95% KI): 3.1

114 Tode durch andere Ursache (4.6 % von n=2450)

→ Rohe Inzidenzrate pro 1000 Personen pro Jahr (95% KI): 11.7

Ergebnisse der multivariaten Analyse:

-Beide mediterranen Ernährungsweisen zeigen einen ähnlichen protektiven Effekt wie die Kontrolldiät bezüglich der primären Endpunkte

-Bezogen auf die Komponenten des primären Outcomes wird im Verlgeich der Gruppen nur bezüglich des Schlaganfallrisikos eine statistische Signifikanz erreicht

Verlauf „Kaplan-Meier-Analyse"

-Bezogen auf die Endpunkte gingen kurz nach Beginn der Studie die Kurven der Interventionsgruppe und die Kurve der Kontrollgruppe auseinander: Höhere Inzidenz von Endpunkten bei der Kontrollstudie

-Bezogen auf die Gesamtmortalität gab es keinen Effekt

	(S. 1285 ‚End Points')
Kritik/Anmerkungen	Die Teilnehmer der drei Gruppen wurden zusätzlich in Untergruppen, nach bestimmten Merkmalen, eingeordnet. Anschließend wurde beobachtet, bei welchen Untergruppen am häufigsten primäre Endpunkte auftraten. (S. 1287 Figure 2. ‚Results of Subgroup Analyses') Bei allen Untergruppen der drei Hauptgruppen kam es zu einer ähnlichen Reduktion des Risikos zu erkranken. (S. 1285 rechte Spalte ‚Subgroup Analyses')

(6)   Sonstige   Anmerkungen   zur   Studie

Die Studie wurde unterstützt von dem offiziellen Institut für biomedizinische Forschung des spanischen Staats (S.1289 rechte Spalte)

Die Studie wurde durch die Autoren konzipiert und durchgeführt.

Das Studienprotokoll wurde von den internationalen Prüfungsausschüssen genehmigt.

Die Autoren bürgen für die Richtigkeit und Vollständigkeit der Daten und Analysen.

Es wurden für die Studie unterstützende Lebensmittel an die zwei Interventionsgruppen gespendet: Olivenoil, Walnüsse, Mandeln, Haselnüsse. Keine der Sponsoren hatte Einfluss auf die Studie.

(S. 1280 linke Spalte ‚Study Design')

An die Personen in der Kontrolldiätgruppe wurden ,,Nonfood-Geschenke'' verteilt, wie zum Beispiel Küchenutensilien und Einkaufstaschen

(S. 1280 rechte Spalte ‚Interventions and Measurements')

(7)   Relevanz   der   Ergebnisse   für   die   Praxis/externe   Validität

Aus der Zufuhr mediterraner Nahrung mit zusätzlicher Supplementierung von Olivenöl oder Nüssen resultiert eine Reduzierung des absoluten Risikos um drei primäre Ereignisse pro 1000 Personen pro Jahr, eine Verminderung von dem relativen Risiko von circa 30 % bei Menschen, die unter einem hohen Risiko stehen, jedoch noch keine kardiovaskulären Erkrankungen aufweisen. Somit wirkt sich eine mediterrane Ernährung positiv auf das kardiovaskuläre Erkrankungsrisiko aus.

(8) Angaben zu methodischen Kriterien

Randomisierung	Ja ☒	Nein ☐	Unklar ☐	Kommentar und Bewertung:
				Randomisierte Zuteilung der Teilnehmer im 1:1:1 Verhältnis zu einer der drei Gruppen (Interventionsgruppe mit mediterraner Ernährungsweise + mit Olivenölergänzung; Interventionsgruppe mit mediterraner Ernährungsweise + Nüssen; Kontrollgruppe mit low-fat Ernährungsweise) mit Hilfe computergenerierten zufälligen Nummersequenzen (S. 1279 rechte Spalte ‚Participant Selection and Randomization')
Allocation Concealment	Ja ☒	Nein ☐	Unklar ☐	Kommentar und Bewertung:

Verblindung	Nein	☒		Kommentar und Bewertung:
	einfach ☐		Wer?	
	doppelt ☐		Wer?	Im Text steht nichts von einer vorgenommenen Verblindung
Messbias	dreifach ☐		Wer?	

Selektionsbias:

-Durch computerunterstützte Randomisierung mit Hilfe von Zufallszahlentabelle (S. 1280 rechte Spalte ‚Participant Selection and Randomization')
und Sensitivitätsanalysen weitgehend ausgeschlossen (S.1282 rechte Spalte ‚Statistical Analysis')

Behandlungsbias:

-Anfängliche Ungleichheit bei Beratungsintensität (Auf mediterrane Gruppen größerer Focus, als auf Kontroll-

gruppe), ab 2006 mit der Einladung der Kontrollgruppen zu den Treffen der mediterranen Gruppen kompen-
siert

-Mögliche Verzerrung durch mögliches Ungleichbehan-
deln der Teilnehmer bei den individuellen oder gruppenspezifischen Beratungen
(S. 1280 rechte Spalte ‚Participant Selection and Randomization')

Beobachtungsbias:
-Es wurden nur Biomarker für die zwei mediterranen
Gruppen verwendet
(S. 1280 linke Spalte ‚Interventions and Measure-
ments')

Verlustbias:
-7% der Teilnehmer sind ausgeschieden (S.1283 linke
Spalte ‚Baseline Characteristics of the Study Participants') Jedoch wurde dem Verzerrungspotenzial mit
Hilfe von einer Intention-to-treat-Analyse entgegengewirkt
(S.1282 rechte Spalte ‚Statistical Analysis')

Intention-to-treat Analyse	Ja ☒	Nein ☐	Unklar ☐	Kommentar und Bewertung: Wurde von zwei unabhängigen Analysten durchgeführt (S. 1282 linke Spalte ‚Statistical Analysis')

(9a)   Methodische   Qualität   PRO   ENDPUNKT   (nach   GRADE)

Die Studie entspricht gängigen wissenschaftlichen Kriterien. Die Zuteilung der TeilnehmerInnen auf die Gruppen geschieht randomisiert.
In der Studie wurden statistische Verfahren angewandt, und eine ITT – Analyse durchgeführt.

Die Studie zeigt Ein- und Ausschlusskriterien auf, sowie die zu untersuchenden Outcomes, welche die Forschungsfrage beantworten. Die Studienpopulation war mit 7447 Teilnehmerinnen sehr umfangreich. Aufgrund eines Teilnehmerverlustes von etwa 500 TeilnehmerInnen, liegt trotz der Gegenmaßnahmen eine Verzerrung der Ergebnisse vor. Beobachtungsbias konnten aufgrund gleicher Betreuung aller Gruppen weitgehendst ausgeschlossen werden. Zunächst noch bestehende Behandlungsbias wurden durch die Änderung des Protokolls für den weiteren Verlauf der Studie aufgehoben.

(9b) Methodische GESAMTQUALITÄT der Studie

1.Randomisierte Gruppenzuteilung

☒ adäquat ☐ unklar ☐ inadäquat

2.Verdeckung der Gruppenzuteilung („allocation concealment")

☒ gegeben ☐ unklar ☐ nicht gegeben

3.Vergleichbarkeit der Gruppen zu Beginn bezüglich prognostisch relevanter Faktoren

☒ gegeben ☐ unklar ☐ nicht gegeben

4.Verblindungsmethodik

☐ adäquat ☒ unklar ☐ inadäquat

5.Umgang mit Lost-to-follow-up-Patienten und Protokollverletzern

☒ adäquat ☐ unklar ☐ inadäquat

6.Statistische Auswertung und Ergebnisdarstellung

☒ adäquat ☐ unklar ☐ inadäquat

Anhang 8: Suchverlauf zur qualitativen Studie, PubMed

Suchverlauf vom 25.02.2018

Nr.	Suche	Treffer
#1	"mediterranean diet[Mesh] "	2435
#2	mediterranean diet[Title/Abstract]	3331
#3	" (mediterranean diet[Mesh]) OR mediterranean diet[Title/Abstract] "	4017
#4	"cardiovascular diseases[Mesh]"	2170023
#5	"cardiovascular diseases[Title/Abstract] "	43990
#6	" (cardiovascular diseases[Mesh]) OR cardiovascular diseases[Title/Abstract] "	2188190
#7	" ((mediterranean diet[Mesh]) OR mediterranean diet[Title/Abstract])) AND ((cardiovascular diseases[Mesh]) OR cardiovascular diseases[Title/Abstract]) "	1335
#8	"focus group"	91925
#9	" (#1 or #2 AND (#3 or #4) AND focus group"	28

Anhang 9: Checkliste zur methodischen Bewertung der qualitativen Studie (nach NICE)

Studien Identifikation:	Autor/en:
	S. E. Moore(1), C. T. McEvoy (1), L. Prior (2), J. Lawton (3), C. C. Patterson (1,2), F. Kee (1,2), M. Cupples (1,2), I. S. Young (1), K. Appleton (4), M. C. McKinley (1,2) & J. V. Woodside (1,2)
	Titel:
	Barriers to adopting a Mediterranean diet in Northern European adults at high risk of developing cardiovascular disease
	Referenz:
	1 Centre for Public Health, Queen's University Belfast, Belfast, UK;
	2 UK Clinical Research Collaboration Centre of Excellence for Public Health, Queens University Belfast, Belfast, UK
	3 Centre for Population Health Sciences, University of Edinburgh Medical School, Edinburgh, UK
	4 Department of Psychology, Bournemouth University, Bournemouth, UK
	Erscheinungsjahr:
	2017
	Weitere relevante Publikationen dieser Autorengruppe:
	,,A qualitative analysis exploring preferred methods of peer support to encourage adherence to a Mediterranean diet in a Northern European population at high risk of cardiovascular disease"(2018)
Checkliste bearbeitet von:	Johannes Wiegand und Antonia Abwander

1. Teil: Theoretischer Ansatz		
1.1	**Ist eine qualitative Herangehensweise angemessen?**	*Zum Beispiel:* - Zielt die Fragestellung zum Verständnis von Prozessen oder Strukturen ab oder untersucht subjektive Erfahrungen oder Meinungen?

	x **zutreffend** □ **nicht zutreffend** □ **unklar**	- Wäre ein quantitativer Ansatz für diese Fragestellung sinnvoller?

Die Forschungsfrage zielt darauf ab, die Einstellung zu einer mediterranen Ernährungsweise bei Personen, die unter einem hohen kardiovaskulären Erkrankungsrisiko stehen, herauszufinden. (S.1 ‚Background')

1.2	**Ist in der Studie präzise dargestellt, was untersucht wird?** X **zutreffend** □ **nicht zutreffend** □ **teilweise**	*Zum Beispiel:* - Wird die Zweckbestimmung der Studie diskutiert? Bspw. das Untersuchungsziel, die Zielvorstellungen, Fragestellung/en? - Werden adäquate bzw. relevante Literaturnachweise angegeben? - Werden begründete Werte, Annahmen oder Theorien diskutiert?

-Die Einstellung zu einem Wechsel des Ernährungsstils hin zu einer mediterranen Ernährung wird erforscht.

(S.1 ‚Methods')

-Diese Information wird für die Weiterentwicklung von Interventionen, die sich mit mediterraner Ernährung bei nicht-mediterranen Risikogruppen beschäftigt, gebraucht.

(S.1 ‚Background')

-Diese Intervention kann helfen eine mediterrane Ernährungsweise einzuführen und somit die Chance erhöhen, eine gesundheitsfördernden Ernährungsweise in der Zielgruppe zu etablieren.

(S.2 ‚Introduction')

-Es wird sich auf einschlägige Literatur bezogen: Verschiedene Studien, wie die PREDIMED-Studie, gezeigt haben, dass mediterrane Ernährung eine positive präventive Wirkung auf Herz-Kreislauf-Erkrankungen hat, wird mit dieser Studie untersucht, ob auch Populationen in nicht-mediterranen Gegenden eine Mittelmeer-Diät einführen würden.

(S.1f ‚Introduction')

-Kulturelle, praktische und andere Faktoren könnten sich auf die Einführung der mediterranen Ernährungsweise in nicht mittelmeernahen Gebieten auswirken.

(S.2 linke Spalte ‚Introduction')

2. Teil: Studiendesign

Wird das Studiendesign vertretbar und präzise beschrieben? **x vertretbar** ☐ **nicht vertretbar** ☐ **unklar**	*Zum Beispiel:* - Ist das Studiendesign angemessen für die Fragestellung? - Liegt eine Begründung für die Anwendung qualitativer Methoden vor? - Werden die Begründungen/Rechtfertigungen für das Sampling, die Datenerhebung und die Techniken der Datenanalyse klar geschildert? - Werden Fallauswahl bzw. strategisches Sampling theoretisch begründet?	

-In Anlehnung an die Rahmenbedingungen des Medical Research Council für die Gestaltung und Evaluierung komplexer Interventionen zur Verbesserung der Gesundheit, untersuchte die vorliegende Studie die Einstellung gegenüber MD-Patienten bei hohem CVD-Risiko aus einer nordeuropäischen Bevölkerung, um die Entwicklung einer MD-Intervention in dieser Gruppe zu unterstützen

(S.2 ‚Introduction')

-Fokusgruppen wurden verwendet, um Eindrücke über Gruppennormen zu gewinnen

-Einschlusskriterien sind: Personen, die mindestens zwei Hauptrisikofaktoren (Übergewicht/Fettleibigkeit, Bluthochdruck, Hypercholesterinämie und Rauchen) und kein Diabetes Mellitus Typ 2 aufweisen, und mindestens 50 Jahre alt sind, da diese Merkmale mit einem erhöhten Erkrankungsrisiko assoziiert werden.

-Es wurden Teilnehmer rekrutiert, die Kontakt zu Gesundheitszentren und Gemeinschaftsgruppennetzwerken hatten

-Jeder ausgewählte Proband wurde durch allgemeinen Übungen geprüft und anschließend per Brief eingeladen

-Personen die zuvor bei einer ähnlichen Intervention mitgewirkt haben, wurden zusätzlich telefonisch kontaktiert

-Die Teilnehmer wurden nach Geschlecht und Herkunft in Gruppen unterteilt, da die Vermutung bestand, dass Personen mit ähnlichen Eigenschaften offener gegenüber sind

-Die Probanden füllten einen Fragebogen zur Demographie, zum Lebensstil und zu medizinischen Parametern aus, anhand dieser das Wissen über mediterrane Ernährung, über den Zusammenhang zwischen CVD-Risiko und Ernährung, sowie die Bereitschaft zur Ernährungsumstellung bewertet wurden

-Der Fragebogen wurde ergänzt durch acht weitere Fragen zum Essverhalten, welche auf einem gültigen 14-Punkte mediterranen Ernährungsscore (MDS) basieren und dem Setting angepasst wurden (Rapsöl ergänzt, da lokale Verfügbarkeit; Hülsenfrüchte in Verbindung mit Gemüse bewertet, da Hülsenfrüchte selten in Nordeuropa konsumiert werden, Vollkorn ergänzt, um momentane Richtlinien zu erfüllen)

-Die Fragebögen wurden genutzt um einen 8-Punkte-MDS für jeden Teilnehmer zu kalkulieren. Punktekriterien basierten auf dem gültigen MDS aus den Richtlinien zur mediterranen Ernährungsweise (MD)

-Die Dosierung der MD-Komponenten basieren auf den britischen (Ein Wert von "0" stellt die niedrigste Übereinstimmung mit einer MD dar, und "8" stellt die größte Übereinstimmung dar)

(S.2f ‚Study design and Methods')

3. Teil: Datenerhebung

	Wie sorgfältig wurde die Datenerhebung durchgeführt? X angemessen □ nicht angemessen □ teilweise, da unzureichend beschrieben	*Zum Beispiel:* - Werden die Methoden der Datenerhebung klar beschrieben? - Wurden der Fragestellung entsprechende Daten erhoben? -Erfolgte die Datenerhebung und Aufzeichnung systematisch?

-Ein semi-strukturierter auf die Zielgruppe abgestimmter Fokusgruppenplan wurde entwickelt. Mit diesem wurde die Einstellung zu einer Veränderung der Ernährung hin zu einer mediterranen Ernährung (MD) untersucht. Der Plan beinhaltet mögliche Barrieren und Einflussfaktoren auf eine Änderung des

-Zur Erhebung der Daten wurden die Teilnehmer, z.B. bezüglich ihrer bisherigen Kenntnisse über MD befragt. Diskussionsrunden über z.B. die Einführung einer solchen Diät fanden statt und wurden aufgezeichnet

-Der Plan wurde als Leitfaden der Diskussion genutzt. Bei einer Abweichung vom Plan durch die natürliche Konversation, wurden Personen ermutigt ihre Ansichten zu teilen, falls diese für das behandelte Thema relevant waren

-Am Ende der Diskussion hatten die Fokusgruppen die Möglichkeit weitere Themen zu diskutieren, welche für sie in diesem Zusammenhang relevant waren

-Nach der ersten und der achten Fokusgruppe werden Transkripte überprüft um sicherzustellen, dass alle gewünschten Daten erfasst wurden und ob bestimmte Bereiche noch weiter untersucht werden müssen

(S. 3 ‚Focus group procedure')

4. Teil: Validität		
4.1	**Wird die Rolle der/des Autoren klar beschrieben?** **X zutreffend** □ **nicht zutreffend** □ **unklar**	*Zum Beispiel:* - Wurde das Verhältnis zwischen Wissenschaftlern und Teilnehmenden angemessen berücksichtigt und beschrieben? - Wird in der Publikation beschrieben, wie den Teilnehmenden das Forschungsvorhaben erklärt wurde? Sind die Teilnehmenden instruiert worden?
-Zwei Forscher, einer fungierend als Vermittler und einer als Assistent, der eine hohe Qualität der Rahmenbedingungen sicherstellte, stellten sich zu Beginn als Universitätsforscher vor -Es wurde sich bemüht, soziale Differenzen zwischen Forscher und Gruppe zu reduzieren, da sich dies negativ auf die Antworten auswirken könnte, indem ein Gemeinschaftsgefühl und eine unwertende Atmosphäre geschaffen wurde -Die Forscher wurden in der Moderation von Fokusgruppen und in bestimmten Techniken geschult, um die Ansichten aller Probanden zu berücksichtigen und um Bias durch dominante beeinflussende Teilnehmer zu reduzieren -Nach anfänglicher Befragung der Teilnehmer über bestehende Kenntnisse bezüglich mediterraner Ernährung, wurden den Probanden ein Bild einer MD-Ernährungspyramide präsentiert und eine Erklärung über deren Nahrungsmittelgruppen gegeben -Daraufhin folgte eine Diskussion über die Einführung einer solchen Ernährungsweise -Die Leiter achteten stets auf eine gleichmäßige Beteiligung aller Teilnehmer und motivierten zurückhaltende Personen zur Mitwirkung -Bei einer Versammlung trafen sich Forscher und Probanden in Gemeinde- und Forschungszentren für etwa 90 Minuten (S.3 ‚Focus group procedure')		
4.2	**Wird der Kontext klar beschrieben?** **X zutreffend** □ **nicht zutreffend** □ **unklar**	*Zum Beispiel:* - Sind die Charakteristika der Teilnehmenden und des Settings klar definiert? - Wurden Beobachtungen in ausreichender Varietät bezogen auf die Umstände durchgeführt? - Wurde ein Kontext-Bias berücksichtigt?
-Setting: Gemeinde- und Forschungszentren in ländlichen und städtischen Gebieten (S.3 ‚Focus group procedure')		

-Die Teilnehmenden werden charakterisiert anhand von Alter, Geschlecht, geographischer Lage, Beziehungsstatus, Rauchstatus, Gewicht, Body-Mass-Index, Body-Mass-Index-Klassifikation der WHO, Bluthochdruck, Cholesterinspiegel, Zufuhr von Medikamenten zur Senkung des Blutdrucks oder des Cholesterinspiegels, Verantwortlichkeit für Haushaltseinkäufe, Verantwortlichkeit fürs Kochen im Haushalt, Kenntnisstand über mediterrane Ernährung, Hervorgerufene Gedanken eine Diet aufgrund hohen kardiovaskulären Erkrankungsrisikos durchzuführen, Verbindung zwischen Ausweitung einer Diet und dem CVD-Risiko, Änderungen der Ernährungsweise aufgrund eines hohen CVD-Risikos, mediterranen Diet-Score (MDS) und MDS Kategorie.

(S.4 ‚Results')

-Um Verzerrungen zu reduzieren, die sich daraus ergeben, dass die Ansicht einer Person durch die Ansicht einer anderen Person beeinflusst wird oder eine Ansicht durch sehr dominante Person übermäßig dargestellt wird, wurden Forscher speziell geschult

(S.3 linke Spalte ‚Focus group procedure')

4.3	**Sind die Methoden relia-bel (zuverlässig)?** **X reliabel** ☐ **nicht reliabel** ☐ **unklar**	*Zum Beispiel:* - Wird zur Datenerhebung mehr als eine Methode verwendet? - Wird Triangulation (Methodenmix) oder der Verzicht auf Triangulation begründet? - Ermitteln die Methoden das, was sie behaupten?

-Bezüglich der Datenerhebung wurde ein quantitativer Fragebogen zur Feststellung der Demographie, des Lebensstils und zu medizinischen Parametern benutzt Diese dienen dazu Grundkenntnisse über mediterrane Ernährung und kardiovaskuläre Erkrankungen und Charaktereigenschaften abzurufen.

(S.2 rechte Spalte ‚Study design and participant')

-Qualitative Datenerhebung fand im Rahmen von Gruppendiskussionen anhand eines Fokusgruppenplanes statt, um mögliche Barrieren bezüglich der Einführung eines mediterranen Lebensstils herauszufinden

(S.3 rechte Spalte ‚Data Analysis')

5. Teil: Analyse		
5.1	**Ist die Datenanalyse aus-reichend präzise?** **x präzise** ☐ **unpräzise**	*Zum Beispiel:* - Ist das Verfahren explizit? D.h., ist klar beschrieben, wie die Daten analysiert wurden, um zu den vorliegenden Ergebnissen zu kommen? - Wie systematisch ist die Analyse? - Ist das Verfahren reliabel/verlässlich?

	□ **unzureichend be-schrieben**	- Wird klar beschrieben, wie Hypothesen und Konzepte aus den Daten generiert wurden?

- Die Diskussionen in den Fokusgruppen wurden akustisch aufgezeichnet, wörtlich transkribiert und anhand eines induktiven thematischen Ansatzes analysiert

- Bei dieser Methode wurden die Transkripte von zwei Forschern gelesen und verglichen, um die Daten festzuhalten und Codes zu erzeugen (Wörter/ kurze Sätze)

- Daraufhin wurde ein Kodierungsmuster vereinbart und von einem Forscher auf die Transkripte angewendet; Verwandte Codes wurden in Themen gruppiert

- Die Daten wurden auf semantischer Ebene analysiert

- Ein weiteres Forschungsmitglied prüfte und verglich die Codes, um die Zuverlässigkeit der Analyse zu bestätigen.

- Um die codierten Daten zu verwalten wurde NVIVO (Version 10; QRS International, Melbourne Australien) verwendet

- Teilweise werden Zitate von Teilnehmern genutzt, um in den Daten gefundene Konzepte zu veranschaulichen

(S.3 rechte Spalte ‚Data analysis')

| 5.2 | **Sind die Daten 'wert-voll'?**

□ **wertvoll**
□ **wertlos**
x **unzureichend be-schrieben** | *Zum Beispiel:*
- Wie ausführlich wurde der Kontext der Daten beschrieben?
- Werden verschiedene Perspektiven und Inhalte erläutert?
- Wie ausführlich wurden Details und Tiefe gezeigt?
- Wurden Antworten verglichen und kontrastiert mit Aussagen anderer Gruppen/Personen? |

- Die Kodes wurden miteinander durch einen nicht am Projekt beteiligten Forscher verglichen

-Obwohl es nicht Ziel der Studie war einen Vergleich der Ansichten der Individuen von unterschiedlichem Geschlecht oder geographischen Standorten zu ermitteln, offenbarten die Daten einige offensichtliche Unterschiede (S.3, rechte Spalte: 'Data analysis'). Die Antworten wurden nicht mit anderen Gruppen oder Personen verglichen.

5.3	Ist die Analyse reliabel (zuverlässig)? x reliabel □ nicht reliabel □ nicht sicher, da unzureichend beschrieben	*Zum Beispiel:* - Kodierte/transkribierte mehr als ein/e Wissenschaftler/in die Daten? - Wenn ja, wie wurde mit Differenzen umgegangen? - Gaben Teilnehmende Rückmeldungen zu den Daten/Transkripten? (wenn möglich und relevant) - Wurden negative oder abweichende Ergebnisse angegeben oder ignoriert?

Zwei Forscher haben die Transkripte durchgelesen und führten die Datenübertragung durch, um Kodes zu generieren. Diskrepanzen wurden diskutiert, bis eine Übereinstimmung erreicht wurde. Interaktionen zwischen den Teilnehmern waren weitgehend komplementär und es gab keine offensichtlichen negativen Fälle in der Gruppe.

(S. 3, rechte Spalte: ‚Data analysis')

5.4	Sind die Ergebnisse überzeugend? x überzeugend □ nicht überzeugend □ nicht sicher	*Zum Beispiel:* - Sind die Ergebnisse klar dargestellt? - Sind die Ergebnisse stimmig und kohärent? - Werden Auszüge der originalen Daten berichtet und sind dem Bericht beigefügt? - Sind die Daten angemessen belegt? - Ist die Berichterstattung verständlich und logisch?

-Die Ergebnisse sind klar dargestellt, stimmig und kohärent.

-Die aus der Analyse ermittelten Daten waren

 Hindernisse für den allgemeinen Ernährungswandel (Tabelle 2) und

Barrieren für MD-Adoption (Tabelle 3).

-Sowohl eine Umgehung der Barrieren ist notwendig, als auch die Förderung von Empfehlungen für zukünftige Interventionen, um die Annahme einer mediterranen Ernährung.

-Die meisten Teilnehmer waren übergewichtig oder fettleibig, hatten einen Mittelwert

Body-Mass-Index von 28,8 kg m-2 oder einen anderen

CVD-Risikofaktor. 67,2% hatten einen zu hohen Blutdruck und 68,7% meldeten hohe Cholesterinwerte.

-Nur eine Minderheit von 40,3% hatten Kenntnisse über mediterranen Ernährung.

-83,6 % der Teilnehmer dachten aufgrund von erhöhtem Risiko auf kardiovaskuläre Erkrankung über ihre Ernährung nach, 94 % waren bereit ihre Ernährung auch umzustellen.

-Einige Teilnehmer waren sich des Begriffs mediterraner Ernährung bewusst,

einige Teilnehmer verbanden die mediterrane Ernährung weitgehend mit gesunder Ernährung, Konsum von frischem Essen und Zubereitung von Mahlzeiten.

-Kenntnisse der spezifischen Bestandteile dieses Ernährungsmusters waren jedoch begrenzt.

-Die Einstellungen zur Übernahme einer mediterranen Diät variierte bei einigen Individuen

(S. 3f ‚Results')

5.5	**Sind die Studienergebnisse für die Fragestellung relevant?** **x relevant** □ **irrelevant** □ **nicht sicher**	

-Die Studienergebnisse sind für die Fragestellung relevant, da sie beantworten, welche Barrieren es in Bezug auf eine mediterrane Ernährungsumstellung bei Personen unter einem hohen kardiovaskulären Erkrankungsrisiko gibt.

-Es können Empfehlungen für zukünftige Interventionen gegeben werden, um die Umstellung der Ernährung auf eine mediterrane Ernährung zu fördern

(S. 4 ‚Results').

5.6	**Sind die Schlussfolgerungen und Empfehlungen adäquat?** **x adäquat** □ **inadäquat** □ **nicht sicher**	*Zum Beispiel:* - Wie klar ist die Verbindung zwischen Daten, Interpretation und Schlussfolgerungen? - Sind die Empfehlungen plausibel und logisch nachvollziehbar? - Wurden alternative Erklärungen ausgeführt und diskutiert? - Erweitert diese Studie das Verständnis des Forschungsthemas? - Wird die Tragweite und andere Implikationen dieser Forschung klar definiert? - Liegt eine ausreichende Diskussion über potenzielle Limitationen der Ergebnisse vor?

-Die Schlussfolgerungen und Empfehlungen sind adäquat. Es wird ein großer Behandlungsbedarf deutlich, denn obwohl 94 % der Probanden bereit sind die Ernährung umzustellen, wurden von den Teilnehmern Bedenken geäußert bezüglich der Kosten, des Zeitaufwandes, der Verfügbarkeit der Lebensmittel, der hohen Verfügbarkeit von Fast-Food, aber auch mangelndes Bewusstsein über mediterrane Diät, mangelnde Kochkünste, mangelnde Bereitschaft sich eine andere Esskultur anzueignen oder die Nahrungsmittelauswahl einzuschränken

-Es liegt eine aussagekräftige Diskussion über potentielle Limitationen der Ergebnisse vor. Kenntnisse der spezifischen Zusammensetzung von mediterranen Ernährung waren bei den Probanden begrenzt; deshalb besteht Bedarf an weiterer Aufklärung über diese Diät, die erhebliche gesundheitliche Vorteile bietet. Barrieren für die allgemeine Ernährungsumstellung wurden identifiziert (S. 4/6 ‚Barriers to general dietary change')

- Es bestehen Limitationen bezüglich des Fragebogens, da er weder zuvor getestet wurde noch valide ist, obwohl er auf gültigen Fragebogen basiert

(S.9 ‚Discussion')

6. Teil: Ethik	Wie stimmig und nachvollziehbar werden ethische Überlegungen berichtet?	*Zum Beispiel:* - Wurden ethische Überlegungen angestellt? - Werden ethische Probleme angemessen diskutiert und Zustimmung sowie Anonymität der Teilnehmenden gewährleistet?
	☐ plausibel x nicht plausibel ☐ nicht relevant/nicht berichtet	- Wurden mögliche Konsequenzen des Forschungsvorhabens von den Autoren bedacht? Bspw. steigende Erwartungen der Teilnehmenden und/oder deren Verhaltensänderungen etc.? - Liegt die Zustimmung der Ethikkommission vor?

-Alle Patienten erhielten vor Studienbeginn eine schriftliche Zustimmungserklärung, welche auszufüllen war.

-Die Studie wurde in Nordirland durchgeführt und von dem „Office for Research Ethics Comittees Northern Irland" (ORECNI) genehmigt. Die Fokusgruppen wurden durch zwei Forscher (CMcE und SM) bei Kommunikations-Zentern, dem Zentrum für Public Health und der Queens Universität Belfast durchgeführt. Das Transkript wurde durch einen dritten, nicht in die Datensammlung eingeweihten Forscher durchgeführt.

(S.2 Material and Methods)

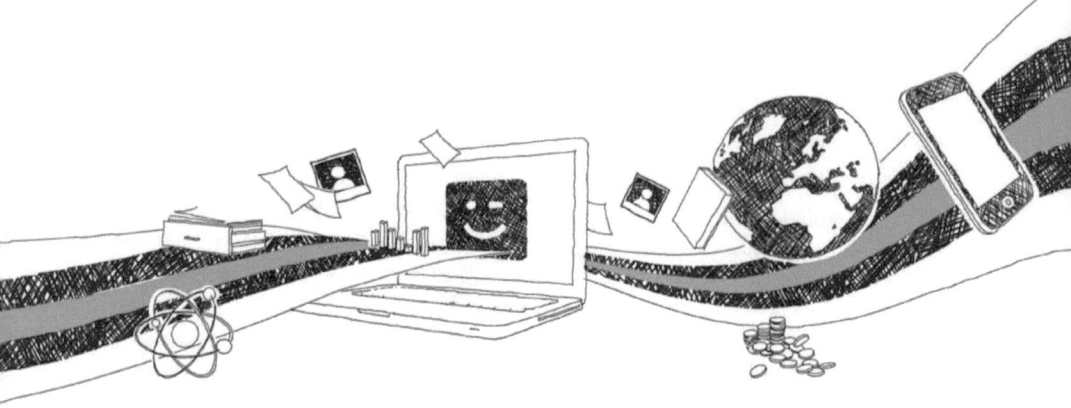
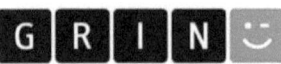